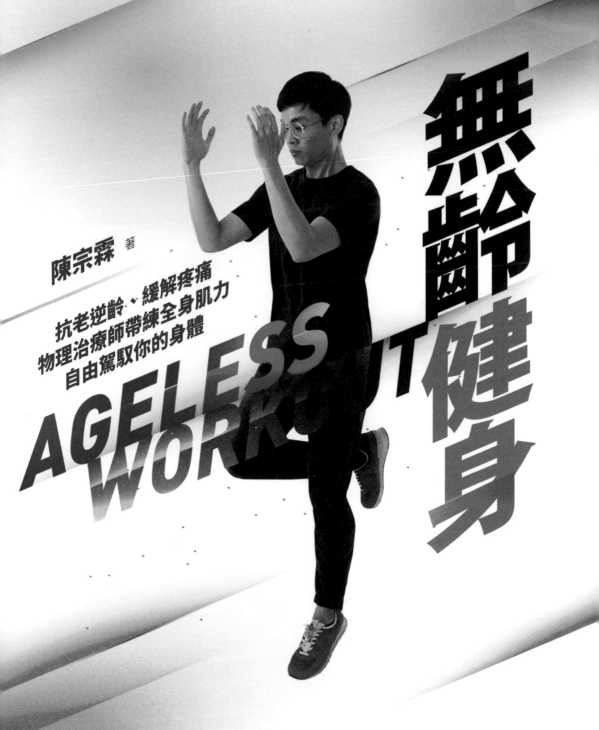

陳宗霖 著

抗老逆齡、緩解疼痛
物理治療師帶練全身肌力
自由駕馭你的身體

AGELESS
WORKOUT

無齡健身

名家健康推薦

　　運動永遠不嫌晚，開始運動的最佳時機，就是現在！老化是人生必經的自然過程，我們應該更自在的面對。

　　在治療所常遇到個案有共同的疑問：「我的關節退化了，還能運動嗎？不會磨損得更嚴重嗎？」其實疼痛和退化不見得有直接關聯。臨床上很常見的狀況是，影像檢查退化很嚴重的人，完全沒症狀；檢查結果正常的人卻痛得亂七八糟。越是害怕擔憂，身體的恢復能力也越差。

　　「訓練讓人自由。」本書中有許多案例分析，破解大家對於運動訓練的迷思。從「推、拉、蹲、髖、移」五大動作模式出發，動作示範直覺又精準，講解非常清楚。從簡單在家就能做，到走出戶外的訓練，全面提升肌力、柔軟、心肺、平衡、協調等身體功能，並將課表安排融入生活。

　　這本書不僅教你如何正確安全的訓練，更重要的是建立一個年輕、成長型的心態，讓大腦更加活躍、充滿好奇，不再侷限於各種理由，才能真正改善身體狀態、提升生活品質。不管你現在幾歲，想開始運動，或是家中長輩親友需要動起來，都非常推薦閱讀本書！

——Claire C. ｜康睿物理治療所院長

健身，可以讓身體與心靈保持充滿能量的狀態。我一直覺得：運動其實很靈性，是深度的自我對話。健身的同時，也在健心。

我因為長期陪伴中風並罹癌的母親復健，因此有很深的感觸：如果都一樣是要花錢、花時間，與其老後去復健，不如現在去健身。近年來，我持續健身，並考取重量訓練教練的執照，用具體的行動體驗健身的美好，也是給自己最有力量的承諾。

對很多渴望健康的中年人來說，健身是個既期待又怕受傷害的願望清單，有時候還真不知道該如何開始並持之以恆。宗霖教練的YT頻道「北木健身」，提供正確詳實的運動建議，出版《無齡健身》這本書，更可以讓讀者透過閱讀圖文而心領神會，並健身有成。

──吳若權｜作家、廣播主持人、企管顧問

「你是20歲的老人，還是70歲的年輕人？」

一個天天跑夜店、不運動的大學生，身體年齡可能跟70歲的人差不多。70歲經年累月鍛鍊的歐巴桑，身體素質和外型有可能跟大學生相差不遠。

而這本《無齡健身》要跟你分享的，就是不論你處於哪個年紀，都要把訓練放在心上；只要把訓練放在心上，就會有訓練的痕跡，展現在你的身上。

曾經看過一則影片，內容大致如下：

畢業10年的大學同學會，大家會比財富。

畢業20年的大學同學會，大家會比地位。

畢業30年的大學同學會，大家不再比財富和地位，因為那太

low了，那比的是什麼呢？

答案是：比誰看起來更年輕。

看到這裡，請你繼續翻下一頁，你將會掌握成為70歲年輕人的完整做法。

——**健身查德**｜《最強健身教練養成聖經》作者

身為銀髮族國家隊牛棚暖身中的二軍（並沒有），我把運動健身視為消化勞碌日常的體能強化，以及未來老年生活的戰備存糧。我盡可能的把運動放在行事曆中，視工作狀況，至少每週兩到三次、每次至少一小時的訓練（失心瘋時甚至有四次）。

不論是跑步或重訓，在適應練習的強度與節奏之後，若要突破常見的逃避、怠惰，或受傷、撞牆，必須要對訓練的內容與身體的對應有更進一步的了解。讀了《無齡健身》之後，我豁然開朗，可以更有系統的理解動作的細節，並感受背後其實蘊含著運動科學和身體結構的相輔相成。

更重要的是，可以鼓勵所有自以為是運動苦手的觀望者，開始行動就能找到適合自己的類型與模式，隨之而來的快樂和正向，都能讓我們持續規律的走向長長久久的健康人生！

——**劉昭儀**｜水牛書店╳我愛你學田負責人

學員口碑好評

孫馥蓮

我今年 84 歲，走路有點不穩，拐杖總是不離身，上下樓梯更是感到沉重。在女兒的鼓勵下，我開始跟隨 Kopi 老師健身。經過每週一次的運動訓練，六個月後我改變了。現在走路比以前輕鬆，散步變成常態，鄰居看到我都以為是另外一個人，我也感覺比以前更年輕有活力了！運動對我真的很有幫助！

Kitty Yin

我 80 多歲了，年輕時有打網球的習慣，身體一直都很好，幾年前不小心滑了一跤，讓我的腰椎和腳踝受傷，甚至寸步難行。找到北木老師後，開始跟著他做運動，雖然過程不輕鬆，但神奇的是，竟然漸漸不痛了。現在每天走五、六千步也不覺得累，我感覺好像回到年輕的時候，又可以到處旅遊了。

鄭幼妃

我今年 57 歲，從事胚胎師的工作三十餘年，長期在顯微鏡下固定姿勢工作，導致頸椎椎間盤突出，引發右手指麻痺及肩頸痠痛，睡眠品質也很差。於是開始接受循序漸進的重量訓練和肌耐力養成、姿勢矯正及心肺加強訓練，不但改善了肩頸痠痛舊疾、睡眠品質，工作也變得更有效率，最重要的是動作有趣且簡單，每個人都可以完成！

張德綜夫妻

我和太太都 60 多歲了。我的膝蓋有退化的問題，無法走太久和上下樓梯，太太則是髕骨外翻的問題，煮飯時久站會覺得很累，打針吃藥都沒有比較好。開始跟著陳老師運動後，他非常有耐心，循序漸進的指導我們。我很喜歡深蹲和硬舉，這讓我感覺變得更強壯，現在不但膝蓋不痛了，出國旅行走很多路也不會覺得累。

Jerry 夫妻

我們夫妻倆平常工作繁忙，很喜歡北木老師教的運動，他量身訂做、客製化的教學方式讓我們很安心。在重量訓練的過程中，次數和組數都可以商量，有時候還加入繩梯、踩半圓球等小遊戲來訓練平衡和心肺功能，讓我們對健身不會感到枯燥。每一次的健身，都感覺身體在一點一滴中逐漸的進步！

碧蘭

我現在 60 多歲，幾年前因為腳痛一直好不了，走路時步步艱難，所以女兒介紹我跟著陳老師運動。陳老師教的動作不難，也會鼓勵學生，我才去一個多月就有很大的進步，骨質疏鬆數字也從 -3.7 改善到 -2.7。以前跟著網路上的影片做，效果總是不好，找陳老師指導後比較安心。現在的我，隨時隨地都可以訓練，像是在等公車時，我會把握時間練習分腿蹲和平衡。自從我認真強化肌肉後，我的腳再也沒有痛過了。

陳湛於

我是 30 歲的上班族，平常有在打羽球和溜冰，但時常在運動中拉傷小腿。我想要增加肌力，所以開始跟著宗霖老師運動，他的訓練總是循序漸進且讓人安心。一開始訂定目標，尋找身體的感覺和穩定，訓練過程中一步一步調整動作發力，讓自己的身體適應和記憶動作的正確性，讓我有持續進步的感覺！

讓運動融入生活，
讓訓練成為習慣

在過去的執業生涯中，我接觸過許多復健科的病人，還有長照居家、行動不便的長輩們。我發現許多人非常不愛運動，或是對運動有錯誤的認知，總是很習慣在有狀況時把身體交給醫療人員「修理」，期待接受被動的治療就能康復。然而事實上，那些願意主動參與療癒、比較認真看待運動的人，往往更能啟動自癒能力，甚至變得比之前更強壯、更靈活。

此外，我也時常聽到有些人對身體和年齡有一些成見，例如「年輕的時候身體健康是理所當然的，到了一定年紀身體就必定退化不行了！」、「我老了，只要走走路就好」，甚至乾脆自暴自棄的說「運動太難了，我又不是運動員」、「運動只會讓我受傷」這類的話。

但真是如此嗎？你總是可以在這個世界上找到許多相反的例子。很多人的外表和生活方式都不像他的年紀，比如60歲才開始跑馬拉松的大哥、70歲仍然每個月去爬高山百岳的阿伯，或是80多歲仍然持續健身、到處遊山玩水的奶奶。

人過中年之後，無可避免會面臨身體各方面的變化，但最終會變成什麼樣子，完全取決於自己的心態，以及你在日常生活中如何對待自己的身體。身體是每個人一輩子的夥伴，它與你同甘苦、

共患難，不只是一個為你所用的工具而已。
在漫長的人生中，你是否曾花時間認識你的
身體，並好好的和它相處呢？

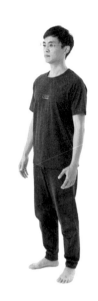

　　運動就是認識身體最好的媒介，有說不
完的好處。有句話說：「運動即是良藥。」
許多運動的確可以當成處方，然而這樣的方
式卻讓我們與身體充滿距離感。我們被規定
要如何運動，卻從來沒有享受這個過程，也
沒有好好感受過身體；運動處方雖是一劑良
藥，但我想沒有人喜歡每天吃藥。

　　或許我們可以換個角度來看待運動，可以把它當成一種探索
身體的方式，就如同你還是小孩子那時和自己玩，並帶著好奇心仔
細感受運動當下的感覺。你可以順應身體想要的方法，讓運動自然
融入生活中，別再被腦袋中的各種想法束縛。

　　有句話是這麼說的：「我們無法阻止海浪，但我們可以學會
衝浪。」面對人生中許多不可預測的海浪，你會選擇在海上隨意載
浮載沉，還是學習站上衝浪板、好好享受浪上的人生呢？不論你幾
歲或自認健康與否，都可以透過簡單的方式開始運動。

　　《無齡健身》這本書當然無法涵蓋所有的運動訓練，也並非完
美，但是希望做為一個「打破運動藩籬」的種子，如果能夠帶給你
一些啟發，讓運動習慣在你心裡生根、發芽，最後享受到豐盛的成
果，那就太棒了！

　　能完成這本書，特別要感謝我的父母，他們正是透過運動改
變人生的最好見證。由於幾年前母親生了一場病，我意識到身體健
康並不是理所當然，預防勝於治療也不能只是口號，因此決定創立

了「北木健身」的YT頻道，以簡單易學的方式與大家分享中高齡的運動。

感謝攝影師奕如和 Jason，協助我拍攝高質感的照片，讓這本書的呈現更加完整。

感謝遠流出版公司的企劃 Iris 和所有工作人員，如果沒有他們的幫忙，就不會有這本書。這本書讓我有機會回顧過去走過的路，讓我和更多讀者分享所知與想法。

感謝默默在背後支持我的 Pei 以及福祿咪（黑貓），他們在我忙得不可開交時，是我最大的心理支柱。

最後要感謝曾經上過我的課的學員們，以及頻道的支持者。很榮幸與你們一起走這條路，一起成長蛻變。與其說是我教你們運動，我從你們身上學習到的其實更多。

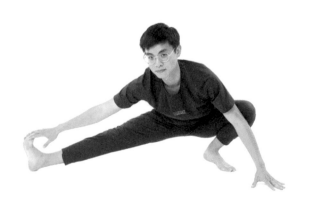

CONTENTS

什麼是無齡訓練？

無齡訓練的五大運動元素

無齡訓練的五大動作模式

如何規劃你的運動訓練？

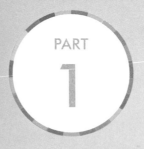

什麼是無齡訓練？

一旦被「老了就應該如何，或者不該如何」的信念綁架，

就只會選擇更輕鬆、更單一、更僵化的運動，

讓身體加速走向老化的道路。

這時你需要的是，打破年齡的框架，打造強健的身體！

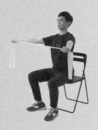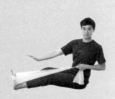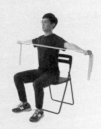

01

別被年齡定義自己

　　常聽到很多人說「我年紀大了，不該做那些看起來很危險的運動」，或是「我老了，身體本來就應該衰退，只要走走路就好了」。如果你有這樣的想法，其實這正是你邁向衰老的原因之一。

　　我們也常說，身體和心靈是相連的，身體會反應出心裡的想法。一旦被「老了就應該如何、或者不該如何」的信念綁架，就只會選擇更輕鬆、更單一、更僵化的運動，讓身體加速走向老化的道路。

　　所以有些人選擇以走路或甩手當作運動，日復一日重複這些簡單的動作，卻不能為身體帶來太多進步；即使日行萬步，對肌力、柔軟度、平衡力來說，其實沒有太大幫助。

　　這樣的你，需要的其實是「打破年齡的框架，打造強健的身體」。

年齡只是數字，不該是行動的阻礙

　　根據世界衛生組織的定義，65歲以上就算是老人了。然而，這不代表我們在65歲時會突然老化，你的身體也不會剛好在65歲這年發生重大改變。老化，是一個緩慢漸進的過程，有些人老得慢，有些人老得快，完全取決於你過去如何使用你的身體。

因此我們有時會看到一些年長者比年輕人更有活力，這一方面是基因遺傳的緣故，另一方面就是這些年長者很重視自己的身體，他們通常很重視飲食的內容，並且有運動的習慣。

　　最好的例子就是一位90多歲名叫瀧島未香的日本奶奶，她在65歲時才第一次上健身房，72歲時第一次挑戰游泳和馬拉松，87歲時成為日本最年長的健身教練。許多年輕人做的運動，她也一樣做得到。

　　你或許會懷疑或羨慕，她會這麼厲害應該是天賦異稟吧！我也可以辦到嗎？答案是可行的！世界上有太多的例子告訴我們，即使是老年人，仍然可以打造出強健的身體。

　　我時常在爬山時遇到一些很厲害的長輩，好幾位已經70多歲了，還曾經遇過一位80多歲的長輩，他說在60多歲時就登上過玉山好幾次，現在仍每天在住家附近郊山打著赤腳爬山，雖然他的肌肉看起來比較少，但走路的速度和年輕人竟然差不多快，完全看不見衰老的跡象。

　　每個人都因為過去的生活型態，有各自的身體限制，但是如果你不試試看，怎麼知道自己身體的潛能到哪裡呢？

你可以做的事遠比你想像得多

　　每一個人都會變老，覺得40歲的自己體力比20幾歲還差、60歲又比40歲差，這都理所當然，然而在我接觸過許多超過65歲長輩們的經驗裡，他們的身體狀況有著巨大的差異，有運動習慣的人比起完全沒運動的人，不但各種體能測試的表現比較好，看起來也年輕許多，很多人看起來都比實際年齡年輕。

還有一個很大的差異是，這些看起來很年輕的長輩們都不覺得自己老了，他們對很多事物仍然充滿好奇，在學習新的動作過程中，會去思考和感受這個動作要如何做，或是為什麼要這樣做，而不是照單全收。他們真心相信運動可以為他的身體帶來改變。

　　也就是說，他們不會替自己貼上「老年人」的標籤，他們嘗試像年輕人一樣，在健身房做深蹲、硬舉等重量訓練，同樣也可以慢跑、做瑜伽、爬山、騎單車，這些運動不會因為年齡而有限制。真正限制住你的，是「心態」，只要先改變心態，就能逐漸改變身體狀態，找到通往年輕的道路。

老化，不必然等於退化

　　有時會聽到一些長輩說：「我老了，脊椎和膝蓋都退化了，最好不要運動，運動會加速關節的磨損。」於是他們日復一日用保守的方式想改善退化的問題，像是吃保健食品，或是用電療或熱療等復健儀器試圖恢復健康。

　　這樣的做法或許暫時有效，但非長久之計，因為身體不是機器，並不會越用越磨損、越用越退化。情況和我們所想的正好相反，退化性關節炎大部分原因並不是動得太多，反而是缺乏運動。

　　為什麼會有這樣的情況呢？

　　因為缺乏運動會讓肌肉越來越無力，而所有的關節都需要兩個軟組織的保護，第一個是韌帶，第二個就是肌肉。我們無法改變韌帶的鬆緊，但我們可以改變肌肉的力量。換句話說，**只要持續加強關節周圍的肌力，保持肌肉的力量和延展性，就能保護關節避免磨損**。

　　另外，加強肌力還有很多好處，像是促進全身血液循環、幫助新陳代謝，尤其是需要承受體重的膝關節，更需要靠運動來增強骨質密度和軟骨的代謝。

　　有一篇研究中發現，隨機調查超過40歲的人，其中竟然接近一半的人在核磁共振的醫學影像上，顯示有膝蓋退化性關節炎，然而奇怪的是，這些人不但沒有任何不適症狀，還活蹦亂跳的，這代

表什麼意思呢？

　　身體的運作並不像我們想的那麼簡單，雖然醫學影像幫助我們排除很多重大疾病，但可惜的是，這些影像並不代表全部的你，疼痛和關節退化之間未必有直接關聯。很多在影像上看起來很嚴重的個案，沒有感覺到任何不舒服之處，而有些在影像上看起來正常的個案，卻會感覺到疼痛。

　　這也告訴我們，不是等到疼痛了才去做些什麼，而是應該即時就開始透過運動訓練幫助自己。雖然我們無法逆轉身體的老化，但我們可以好好的保養身體，才能為生命增添更多色彩。

不僅要活得久，更要活得好

　　以前在學校時常聽到老師們說：「醫療為生命增添歲月，復健為歲月增添生命。」當時還不太懂其中的含意，醫療和科技的進步的確讓大家更長壽了，然而為什麼是復健能讓歲月增添生命呢？

　　自從當了物理治療師後終於明白，醫療只能做到延長壽命，但不能提升生活品質。過度依賴藥物或手術，會讓身體失去自我修復的能力，而復健則可以幫助你從病痛或衰弱中走出來，恢復到正常的生活日常。

　　然而，一個人只要行動恢復到正常功能就可以了嗎？舉例來說，一個身體衰弱到不能走路的年長者，只要復健到能繼續走路就好了嗎？他是否還能做更多想做的事呢？

　　在當上肌力體能教練之後，從教導年長者運動的過程中，我找到了答案。

　　真正為歲月增添生命的不只是「復健」，而是「運動」，更

精確的說，是「訓練」。

　　這其中的差別在於，在有疾病或症狀的時候，我們才會想到要去復健，復健是屬於「病人」該做的事。然而「訓練」是任何年齡、任何時候、任何地點都可以開始做。

　　我們真正需要的不只是無痛人生而已，更重要的是，保持靈活有力的身體，可以去做任何想做的事。

　　這樣的目標，每個人都可以透過「訓練」來達成。

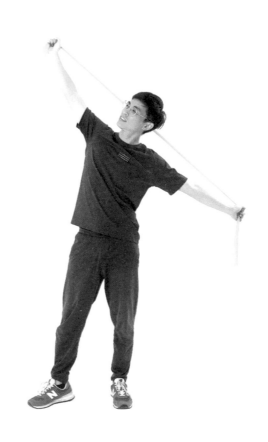

03

訓練，是為了健康

　　你認為一個健康的人應該是什麼樣子呢？

　　根據世界衛生組織的定義：健康是指身體、心理、社會三方面達到完好的狀態。

　　也就是說，健康並沒有一個明確的標準答案，大部分是個人主觀的感受；不只是身體上的舒適，還有心理上的感受、社交的行為等各方面的良好狀態。

　　很多人會開始運動，都是為了讓身材變好看，像是想要練出翹臀、六塊腹肌、胸肌，或是不想要掰掰袖、肚子肥肉等等。但是運動對我們來說，更重要的其實還有看不到的內在改變，像是肌力、柔軟度、心肺功能、平衡感、肢體協調性等，也才是身體是否健康的關鍵。

　　大部分的人往往從一個人的身材來評斷他是不是「有在訓練」，似乎沒有腹肌和胸肌就代表練得不夠，或者是以肚子的肥肉來衡量一個人的體能狀態。雖然體態或身材是我們第一眼所能見到的樣子，然而身材其實只是身體健康的一小部分而已。

我們該追求的健康是什麼？

　　身材和體能不該是同一件事。肌肉量雖然很重要，但不是健

康的絕對標準。如果練出一身肌肉就代表體能很好，那健美運動員肯定是各項競技運動的常勝軍，然而事實證明很多職業運動員並不需要大塊的肌肉，像羽球和桌球選手需要更多瞬間的爆發力和敏捷性；籃球選手需要的是跳躍和移動能力；老年人需要的，其實是平衡感和手腳協調能力，這些都是只以體態為出發點的訓練所忽略的盲點。

　　如果過度把焦點放在體態的訓練上，只是不斷追求完美的身材，不僅可能造成身體的負擔，也容易產生更多焦慮。

　　曾經有一位女學生，因為被健身網紅的照片影響，對好身材有了狂熱的執著。她每天做大量訓練，非常嚴格限制飲食，這樣的壓力導致她荷爾蒙失調，睡不好覺，甚至一度罹患憂鬱症。這樣的比較心態，只會讓我們不斷受到別人影響，而忽略了自己真正想要的是什麼。

　　當然這並不是說改變體態一無是處，改變體態能夠讓人更有自信，也可能會對訓練更能保持興趣。但無論幾歲，我們真正需要的是良好的活動能力，像是輕鬆的蹲下站起、爬樓梯、搬東西或和家人朋友出遊，這些行動都建立在具有足夠的肌力、柔軟度、心肺耐力、平衡感和協調力。

　　運動訓練的好處就是，你可以同時改變身體的外在與內在，而且只要開始動起來，就能立即感覺到身體和心理一起改變。

打造健康、無痛、自由的身體

如果你覺得我們需要像運動場上拚命的運動員那樣才是「做訓練」，那你可能誤解訓練真正的意思了。

運動員為了準備大大小小的比賽，通常會安排幾個月甚至幾年的訓練計劃，接受非常嚴格的指導和練習，大多數的時間都是在血汗交織中度過。目的只有一個，那就是為了能在比賽時打破紀錄或者贏得獎牌。正所謂「臺上一分鐘，臺下十年功」，他們的目標非常明確，而且有年齡期限，一旦過了巔峰時期，體能便開始走下坡，面臨的是更年輕選手的競爭。

對於絕大多數的普通人來說，運動比賽不是人生中最重要的事，多數人不需要像運動員一樣嚴格訓練，但是這並不意味著我們對運動的態度就可以三天打魚，兩天曬網。

人生就像一場馬拉松，我們要比較的對象不是別人，而是自己；要比較的時刻不是年少的黃金期，而是一輩子。我們不需要為了比賽而奮鬥，只需要在時間的洪流中，隨時保持身體的自由就可以了，而「訓練」，正是開啟身體自由的那把鑰匙。

及早開始訓練，延長身體自由的時間

這件事情聽起來簡單，但做起來十分困難，因為老化是在不

知不覺中發生的，我們往往在無法順利做到過去能輕鬆達成的事情時，才會驚覺自己老了。

根據研究統計，成年人在超過40歲之後，肌肉量會以每10年8%的速度減少，過了70歲後更是以每10年15%加速流失。在這個過程中，你仍然可以做大部分想做的事，像是爬樓梯、小跑步、抱小孩、搬東西等等，很少有人會感覺到自己的體力突然大幅衰退，正因如此，多數人都是等到身體出了狀況才開始尋求協助。

現代人過於以靜態為主的坐式生活，逐漸產生肌肉緊繃和關節僵硬等問題。我們原本以為可以一直這樣自由自在的使用身體，實際上卻被不良的生活習慣蠶食著，身體的痠痛隨之而來。當這樣一成不變的生活來到老年時，肌肉和關節已經適應了長年的坐式生活，變得沒有彈性和韌性，接著往往衍伸出很多脊椎骨刺和關節磨損的問題。

除此之外，肌肉質量的減少也讓身體其他層面發生很大的改變，變得容易疲倦無力、走路不穩，或是越來越容易跌倒。有研究發現，肌少症和糖尿病及代謝症候群都有關連，如果加上肥胖的影響，更容易引發心血管相關疾病，增加老年失能的風險。

這些都是在不知不覺中發生的事，唯有自己有意識的改變生活型態，趁身體還有很大的可塑性時及早開始訓練，才能保有身體的自由，完成人生的馬拉松。

05

「訓練」和「運動」的差異？

　　說到「訓練」，你的腦海中會浮現什麼畫面呢？是在操場上不停跑到完全虛脫的樣子，還是像舉重選手一樣扛著很重的槓鈴、面露痛苦掙扎的表情？

　　其實「訓練」沒有想像中困難。廣義來說，把字寫好可以是訓練，發音唱歌可以是訓練，甚至連呼吸都可以是種訓練，生活中無處不是訓練。

　　我們可以這麼說，只要有目的性的想要達成一件事，而這件事需要有策略的執行過程，就可以稱為「訓練」。舉例來說，一個充滿好奇心的小嬰兒，為了探索未知的世界，逐漸的從翻身坐起，接著在地上爬行，為了拿高處的東西學會站起來、走路，這無形之中就是在訓練。不過這樣的訓練過程並沒有老師或教練引導，而是在反覆嘗試和失敗中不斷修正得到的結果。

　　你可以發現，訓練是一種有明確目的且階段性的過程，每一個階段都需要特定的方法來達成，譬如想要完成一次馬拉松，就需要安排每週或每個月的訓練計劃；想要完成高山百岳，就必須準備好登山的體能來適應各種狀況。當你完成了一個階段的目標後，可能會有下一個目標，而最後的終點取決於你所想要的樣子。

　　如果以肌力為最終目標，就必須增加身體的負荷能力，逐漸堆疊重量來突破肌力的極限；如果想要從事某種運動如網球、健

行、游泳，那提升肌力就不是目標，而只是一個過程，肌力訓練是用來讓自己的身體更強壯，在球場上或任何環境中更能靈活反應。

反過來說，「運動」是為了改善健康和體能而進行需要體力的活動，通常指的是一次性單項活動，像是打球、跑步、游泳，甚至是單純的走路。你的運動目標可能是贏得比賽、享受過程，或者讓自己喘起來、流流汗就好，長遠的目標不是最重要的事。

請將訓練加入人生清單

而你很有可能會覺得「訓練」距離你太遙遠，那應該是運動員要做的事吧？

其實身體是用進廢退的，尤其隨著年齡增長會在不知不覺中衰退，原本做起來很簡單的事卻變得越來越難。舉例來說，我們的平衡感在60歲以後開始下降，70歲後大幅衰退，可能在單腳站立變成一件費力的事情時，才感受到自己真的老了。

我們當然不需要像運動員一樣為了名次拚命，但可以把人生當成一場長程賽事，不論幾歲都能像一個運動員那樣，盡可能讓身體保持在最佳狀態。請把「身體的訓練」列入你的人生清單中，思考你真正需要的訓練是什麼，以及該如何更聰明的使用身體。

就如同財務規劃要提早做好那般，「及早開始訓練」也可以讓我們在面對老化的過程中更豁達。

PART

2

無齡訓練的
五大運動元素

我們的基本運動能力大致上可以分成五大元素，
分別是肌力、柔軟度、心肺耐力、平衡力與協調力。
要維持我們的日常生活功能與身體健康，
每一項元素都至關重要。

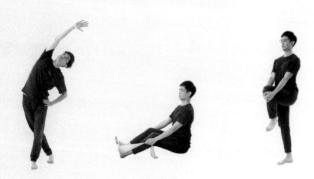

06

訓練前，先認識五大運動元素

　　不論任何年齡、性別，或是否熱愛運動，每個人都需要具備基本的運動能力。這些運動能力不僅僅是為了能夠參與各種運動，更是為了保持我們的身體狀態，讓我們能更好的進行日常中的各項活動。這些基本的運動能力，大致上可以分成五大元素，分別是：肌力、柔軟度、心肺耐力、平衡力、協調力。

　　不論是球類運動、跑步、游泳或瑜伽，都能夠訓練到肌力、柔軟度、平衡力、心肺耐力和協調力這五大運動元素。不過，每種專項運動中包含的運動元素，強度比例各不相同。有些運動需要更多的肌力或爆發力，像是舉重，而有些則需要各個角度的柔軟度，例如瑜伽。因此，**如果你是運動初學者，可以根據自己的需求和目標，選擇適合的運動項目來均衡提升這五大運動元素。**

　　以深蹲為例，雖然訓練的是肌力，但對於關節的柔軟度也有幫助。我們只要稍微改變一下深蹲的形式，改成一腳在前、一腳在後的分腿蹲，就可以多訓練到平衡感；如果我們再進一步加快蹲下和起立的節奏，還能夠提升爆發力；如果再加入跳躍或單腳移動的動作，就能夠提高手腳的協調力。

　　即使是深蹲這個動作，只要透過姿勢的調整、速度節奏的改變、重心的轉移等方法，就能產生各種變化，進而訓練到不同的運動元素。**就像我們需要均衡攝取蛋白質、脂質、碳水化合物及其他**

微量元素來維持健康一樣，在運動訓練中，也需要均衡訓練這五大元素，避免「運動偏食」的情形。

最理想的情況當然是一次練到五種元素，但實際上每個人的時間和體力有限，加上強項和弱項不同，所以如果你是運動初學者，建議先加強自己的弱項，再根據個人狀況選擇適合的運動，以達到均衡訓練的目的。

五大運動元素有哪些？

在開始運動訓練前，我們先來認識這五大運動元素，這可以幫助你了解「為什麼要訓練」。之後的章節會以實際案例帶大家認識這五大運動元素的好處，接著再進入下一部分開始五大動作模式的訓練。

元素一：肌力

肌力，指的是肌肉一次能夠發揮最大力量的能力，通常以1RM（Repetition Maximum）來表示最大肌力。然而實際測量最大肌力，需要挑戰身體的極限，有一定的風險存在，所以通常我們以最多能做二到五次的負荷來推算最大肌力1RM。

也許平常你很難感受到肌力，但是肌力對日常生活中的各種活動都很重要，例如提重物、推門、爬樓梯，甚至翻身起床都是。它就像隨身保鏢一樣跟著你，只有在你需要用到它的時候，才會感覺到它的好，像是搬重物或跨越比較高的階梯時，就會需要全身肌肉出力來完成動作。反過來說，當你做不到某些動作的時候，就會意識到自己的肌力不足。

肌力訓練除了能夠讓肌肉變大、變結實，也可以強化肌腱、韌帶、關節，幫助我們預防運動傷害，提高骨質密度並增強身體的代謝能力，不僅可以減少慢性病發生，同時也能提升其他四種運動元素的能力，因此，肌力可以說是五大運動元素中最重要的基本能力。

元素二：柔軟度

柔軟度，指的是關節能活動的範圍，通常以ROM（range of motion）來表示，其中又分成主動關節活動範圍（AROM）和被動關節活動範圍（PROM）。AROM是你的肌肉主動收縮時的動作範圍，而PROM是被外力伸展時的動作範圍，因此AROM通常小於或等於PROM。

柔軟度的提升，不僅可以緩解肌肉的緊繃和僵硬，也代表你的肌肉更有延展性，關節也有更多角度能適應各種動作。然而柔軟度並不是越大越好，理想的情況是AROM的最大角度接近或等於PROM，這代表你能夠控制關節在安全的範圍內活動，而不是靠外力達到極限。因此，同時提升肌力和柔軟度的訓練，是比較有效率的方法，「剛柔並濟」才能讓你的身體更靈活。

元素三：心肺耐力

心肺耐力，是指你的心臟、血管和肺部把氧氣送到全身各部位，同時把二氧化碳和其他廢物排出體外的能力。通常以最大攝氧量（VO2max）做為衡量心肺功能的標準，然而這需要專業設備才能量測。一般常見的是以心跳或自覺用力係數（RPE）來判斷。

自覺用力係數是以1到10分來感覺自己疲勞的程度，3分大約

是可以邊運動邊聊天的輕度運動，也就是所謂的有氧運動；7分是可以簡單說幾個字、但不能聊天的中高強度運動，比較偏向使用無氧的方式產生能量。

近幾年流行的超慢跑就是屬於RPE約3～4分的低強度運動，可以持續的時間較長，而另外一種高強度間歇運動（HIIT），大約是在5分的中等強度到9分之間的高強度運動，以運動和休息時間交錯的方式進行。

有好的心肺耐力，就能讓你在做長時間的有氧運動像跑步、游泳或騎自行車時，不會那麼累。換句話說，你就能跑得更久、游得更遠、騎得更快，而且不會感到太疲勞。良好的心肺耐力也讓你在日常生活中做一些需要長時間或有點辛苦的事，如爬樓梯、買菜或打掃房間，能夠更游刃有餘。

元素四：平衡力

平衡力在生活中無所不在，只是平常你可能很難意識到它的存在。無論你在做什麼動作，比如起床、上樓梯、跑步或轉身拿東西，都需要平衡力。平衡可以分成靜態平衡（static balance）和動態平衡（dynamic balance），靜態平衡通常是指單腳站立的能力，動態平衡是身體面對外在環境的反應和移動能力。

不論是靜態或動態平衡，都需要單腳站立的肌力和敏銳的本體感覺。

良好的平衡力對每個人來說都非常重要，不僅能讓你的身體保持穩定、不容易跌倒，也能在其他專項運動中如魚得水。尤其肌肉力量和反應速度會隨著年齡的增長而自然減弱，因此建議只要過了50歲，都要保持運動的習慣，如果平衡感不好，就需要多加強平

衡訓練，除了能夠減少運動傷害發生，也能夠預防跌倒。

元素五：協調力

協調力聽起來有點抽象，但其實就是在你做運動或動作時，身體各部位的肌肉能不能有效的分工合作。這個看似簡單的能力，對我們的日常生活和運動表現非常關鍵。

如果協調力好，動作就會更流暢、更有節奏、更加精準，也更加自然。這可以讓你在運動場上表現得更好，同時減少沒有效率的動作代償，或是因肌肉失衡增加受傷的風險。反過來說，協調力不好的人，即使肌力很強或柔軟度很好，在運動時仍然無法發揮百分之百的實力。

一般來說，協調力需要透過特定的方式訓練，但有許多運動也能幫助我們提升協調力，像是跳舞、瑜伽、太極、武術、一些球類運動等等。所以如果你想提高協調力，可以先嘗試做些你喜歡的運動或幫助協調的訓練，像是本書的移動系列運動（請參考第20章），讓自己的身體在享受運動的同時也能補足弱點。

依照個人需求選擇應強化的元素

了解五大運動元素之後，就可以根據自己的需求和目標來選擇適合的運動項目。

舉例來說，如果希望增強肌力，可以優先選擇做全身性的肌力訓練；如果希望提升柔軟度，可以優先選擇做瑜伽或伸展運動；如果希望提高心肺耐力，可以優先選擇做有氧運動，如跑步或游泳；如果希望提高平衡力，可以優先選擇做太極或平衡訓練；如果

希望提高協調力，可以優先選擇舞蹈或球類運動。

　　這就像是一個烹飪的過程，你需要先構思一個屬於你的菜單（運動計劃），然後選擇適當的食材（運動項目），最後是有順序性的把食材煮成食物（完成訓練）。藉由這種方式，你可以更有效的平衡五大運動元素，不需要一開始就煮出完美的菜餚，可以邊嘗試邊調整。

　　如果你還沒養成運動習慣，可以先從最基本的運動開始，像是快走或簡單的伸展運動，然後慢慢增加強度，譬如超慢跑或瑜伽；也可以嘗試不同類型的運動，像是皮拉提斯、禪柔或各種舞蹈，找出你喜歡的運動方式。重點是，要保持規律的運動習慣，讓身體有足夠的時間去適應和進步。

　　運動訓練並不只是為了鍛鍊身體，也是為了提升生活品質。你不應該只把它當成一項艱困的任務，而是要看作一種細水長流的生活態度。

　　只要找到你自己的節奏持續運動下去，就一定能「改變身體、改善生活、改寫人生」！

07

腰痛有徵兆——
肌力 & 柔軟度

　　凱莉是30多歲的上班族，她主要的工作內容是處理文書，每天都需要長時間坐在辦公桌前，這樣的生活方式讓她時常感到腰部和背部痠痛。由於疼痛感不嚴重，她沒有很在乎，只偶爾在家做一些簡單的伸展運動。

　　工作之餘，她在週末會與朋友們一起去騎單車，這是她很喜歡的運動。有一天，她的朋友邀請她參加一場從臺北騎到高雄的長途騎行活動，這對她來說是一項全新的挑戰。為了接受挑戰，她開始大量的練習騎車，但隨著訓練量大幅增加，她的腰部和膝蓋開始出現微微不適，然而她並未放在心上，認為只要稍微休息或按摩就能夠恢復。

　　到了上路的日子，凱莉帶著期待和興奮的心情出發。在連續騎了18個小時之後，她抵達終點高雄。騎完之後，她的膝蓋和小腿都感到極度疲勞和疼痛，而且小腿開始不停抽筋，腰部在走路時甚至挺不起來，疼痛感越來越強烈。

　　第二天早上醒來，她發現身體陷入動彈不得的狀態，只要稍微翻身或行走，腰部就會感到劇烈疼痛。她立即去醫院掛急診，經過醫生診斷，是腰椎的椎間盤突出。醫生建議她先服用藥物緩解疼痛，如果病情沒有改善，可能需要進行腰椎手術。

聽到可能要接受手術的消息，凱莉感到十分恐慌和無助，她不能接受自己在這個年紀就接受手術。即使她按照醫生的建議服用止痛藥，疼痛感並沒有明顯改善，特別是在坐著的時候更加強烈。在痛苦和無助下，她開始尋找其他解決方案。在一位好朋友的建議與鼓勵下，她找到一位專業物理治療師，想嘗試透過運動來改善病情。

　　在物理治療師的指導下，凱莉開始進行一系列復健運動，學習正確的伸展和加強肌肉的方法，包括麥肯錫運動、臀橋式、鳥狗式等等動作，透過增強核心肌群的力量來緩解腰痛。

　　在剛開始幾天，由於腰部實在太過疼痛，她無法順利做到這些動作，只能趴在床上練習腹式呼吸。但她沒有放棄，堅持每天都要進行運動。過了幾週，疼痛感逐漸減緩，她開始能完成治療師交代的運動，慢慢恢復了日常活動。她終於意識到，只有透過規律的運動和恢復，才能真正克服腰痛帶來的困擾。

　　因此，她決定每天都花點時間做運動，並且在上班時提醒自己要偶爾站起來活動一下。此外，她也開始到健身房學習持續鍛鍊身體的方法，像是透過棒式、側棒式和輕重量的硬舉來加強核心肌群的耐力，以避免未來再次發生腰痛問題。

腰痛與椎間盤突出

　　椎間盤突出是腰痛的人很常見的問題，特別是那些反覆發作的人。

　　椎間盤位於脊椎之間，主要的功能是分散和緩解壓力，以防止脊椎受到損害。輕微的椎間盤突出可能不會有明顯症狀，但是如

果突出部分較嚴重，就會壓迫到周圍的神經，導致腿部感到痠痛、麻木，甚至無力。

這種情況在那些長時間久坐的人之中極為常見，因為坐著的時候腰椎長時間彎曲，椎間盤的壓力會變大，如果再加上左右歪斜的不良坐姿，平常又缺乏運動，則可能會使症狀進一步惡化。

除此之外，還有一個常常被忽略的重要因素，就是身體的柔軟度和肌肉力量的變化。

長時間久坐會導致肌肉長度和張力失衡，特別是大腿前側的肌肉群會變得過度縮短和緊繃，再加上臀部和核心肌群弱化，這對於需要長途騎車的人來說非常不利。

由於騎車需要大量使用到臀部肌肉，才能持續產生推進的能力，而在長時間騎乘時，腰椎處在一個彎曲的情況下會需要強大的核心肌耐力來幫助腰椎穩定，就像幫自己穿上一個天然的護腰，但是如果缺乏足夠的核心肌耐力，加上大腿肌肉過度緊繃，又突然騎很長的路程，就可能使椎間盤不穩定，導致本來只是輕微的腰部問題持續加劇，於是長途騎車就變成壓死駱駝的最後那根稻草。

雖然椎間盤突出的問題聽起來十分嚴重，但是在大多數情況下，它是可以經過適當的復健和運動來恢復的。只是如果不改變坐姿或保持運動習慣，那椎間盤的問題有很高的機率會再次復發。

以凱莉來說，她最需要做的是伸展和按摩緊繃的大腿前側肌群，而不是一直伸展大腿後側的肌群。當然，最關鍵的還是要強化虛弱的臀肌和核心肌群，這就是我們所說的五大元素中的兩個重要部分：柔軟度和肌力。

藉由改善這兩個運動元素，就可以有效提升腰椎的穩定性，進而減少椎間盤突出的機會。

08

膝蓋痛是退化嗎？——
肌力 & 平衡力

　　王大哥大約60多歲，剛從忙碌的職場退休，對退休後的日子充滿期待和想像。他原本計劃每年安排兩次出國旅遊，好好享受退休後的閒暇時光。

　　他平常的運動主要是在公園散散步，自認體力維持得還算不錯。不料某次和家人在郊外健行時，他在經過一個小小的臺階時沒踏穩，不慎扭傷了腳踝。當時他只覺得有點痛，仍可以走路回家，因此沒有太在意。沒想到經過幾個禮拜，他的膝蓋也開始疼痛，醫生診斷是因為退化性關節炎而引起的膝蓋疼痛，建議他除了吃藥之外，還需要做一些復健運動，以增強腿部肌肉力量來保護膝蓋，不然會提早讓膝蓋磨損，最後難逃換人工膝關節的命運。

　　聽完醫生的話後，王大哥感到非常驚恐。他不願意美好的退休生活就這樣報銷了。然而吃藥和做復健運動後，也只有些微的改善，不僅上下樓梯有種無力感，甚至不知為何連走路也開始覺得不太穩，有時甚至差點跌倒。這樣的恐懼感讓他的退休生活陷入了困境。

　　雖然王大哥有練習復健的運動，卻一直無法掌握要領，且沒有養成規律訓練的習慣，總是想到時才做個一、兩下，所以效果很有限。

正當王大哥一籌莫展時，他找到一位物理治療師，在專業指導下開始做肌力訓練。經過幾個月的肌力和平衡訓練後，膝蓋狀況有了大幅改善，他不但可以行動自如的上下樓梯，過馬路不再恐懼，甚至出國旅遊在外面走一整天也不會感到疲憊。

在經歷了這次膝蓋疼痛經驗後，他開始更加重視身體健康，也意識到只有健康的身體，才能夠實現美好的生活。之後他不僅保持每天散步的習慣，也開始積極進行各種肌力和平衡訓練，甚至自己買了啞鈴在家裡做治療師指導的運動，感覺現在的自己比50歲的時候更年輕。他希望能夠透過這種方式漸進式的提升體能，讓自己隨時保持在最好的狀態。

退化不是病

「退化」並不是一種疾病，而是代表身體在使用多年後的狀態。實際上，膝蓋退化和疼痛的關聯性並不算高，這些疼痛很多時候是來自多年累積下來的不良生活習慣，導致神經、肌肉、骨骼狀態改變，這些改變會讓肌力跟著衰退，膝蓋也會變得不穩定。每個人的膝蓋疼痛原因都不太一樣，解決的方式也略有不同。

以王大哥來說，他是腳踝扭傷之後開始出現膝蓋疼痛，主要是因為腳踝和膝蓋的動作是連動的，而從他扭傷腳踝後，傷害到腳踝周圍的肌腱或韌帶的本體感覺受器。這些本體感覺受器就像是身體的「倒車雷達」，可以精密監測我們的每一個細微動作，並且隨時微調關節的角度；然而，只要這些腳踝周圍本體感覺受器受傷了，腳就會變得不太敏銳，影響到的不只是肌力，還有最重要的平衡感，久而久之，會讓人越來越不敢使用疼痛的腳，最後導致整體

肌力衰退，形成一個惡性循環。

　　要打破這種膝蓋疼痛的惡性循環，只做單一的肌肉訓練效果並不好，應該要考慮整體受傷的情況，給予全身性的鍛鍊，讓腳踝恢復正常的功能。接著再針對受傷的腳去訓練單腳的肌力和平衡感，例如透過單腳髖絞鍊、分腿蹲、後腳抬高蹲等動作，還可以加入平衡和協調的元素，例如跳躍、側向移動、地板運動等。

　　只要有意識的訓練受傷的腳，讓本體感覺受器先「校正」回到正常狀態，就能夠把膝蓋的穩定度找回來，避免肌力持續衰退。

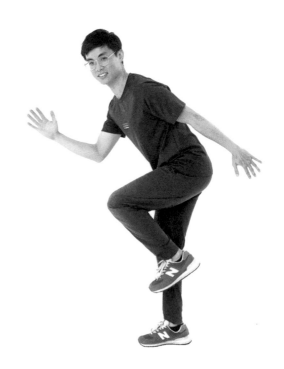

09

血糖降不下來？——
心肺耐力 & 肌力 & 平衡力

　　阿嬌奶奶80歲了，由於缺乏運動加上愛吃甜食，身材看起來略顯福態，平常只要稍微走得快一點就容易喘。她在65歲那年某次體檢時發現患有第二型糖尿病，這讓阿嬌奶奶開始煩惱。即便她沒有感到明顯不舒服，但醫生告訴她不能再隨便亂吃了，需要調整飲食內容，否則血糖過高會衍伸出許多潛在的併發症，像是神經血管或視網膜病變，更嚴重還可能導致失明或截肢。

　　她感到非常沮喪，這意味著她很難像以前一樣自由自在享用美食。除此之外，醫生還交代她要按時服用糖尿病藥物，並開始規律運動。阿嬌奶奶不喜歡運動，她很擔心自己無法堅持下去，同時也擔心自己的身體無法適應運動的壓力。

　　然而，在家人和醫生的鼓勵下，她決定改變。她開始每天散步，即使一開始只能慢慢走15分鐘，但她很快就發現這樣短暫的運動讓她感覺比以前更有活力，走路也不那麼喘了。就在阿嬌開始享受運動的樂趣並看到血糖狀況開始改善時，生活卻發生了意想不到的變化。某一次散步時，她突然感到頭暈而不小心在路邊跌倒，檢查後幸好沒有嚴重的傷，醫師推測應該是低血糖造成的頭暈。

　　這次跌倒事件在她心裡留下了陰影，她變得不愛出門，每天

活動量減少許多，心也越來越封閉。醫師發現她除了高血糖之外，還有平衡感不佳和肌少症的問題，建議她除了每天走路外，還需要再增加一些肌力和平衡感的訓練，以防止再次跌倒。

阿嬌的女兒幫她請了一位物理治療師指導她運動。物理治療師根據阿嬌的體能狀況，設計了一套適合她的訓練計劃。由於阿嬌不喜歡改變，於是治療師設計了簡單且能夠每天做的運動，包括了單腳平衡、走直線、分腿蹲、上下階梯等基本訓練，讓阿嬌在家中也能自己完成這些運動。

阿嬌剛開始對運動十分抗拒，覺得不管怎麼努力都一樣，好幾次因為運動後的痠痛想放棄，或是因為飲食調整而感到有壓力，一時很難找到適合自己的運動節奏和飲食平衡點。

然而，在家人持續的鼓勵下，她念國中的孫子希望跟她一起出國旅遊，這讓她開始願意動起來了。

她逐步調整作息，找到了不會讓自己感到壓力的運動和飲食方式。先從一個禮拜運動2天、一次20分鐘開始，慢慢增加到3天，甚至5天、一次30分鐘。飲食方面也在營養師的調配下，從戒掉蛋糕等甜食開始，再減少總熱量攝取，吃更多高纖維的食物。

某一天阿嬌和女兒出門時，女兒意外發現阿嬌竟然可以不扶扶手連續上下樓梯超過三層樓，過馬路時不再需要有人牽著走，甚至到外面的公廁使用蹲式馬桶也完全沒問題。這讓阿嬌奶奶對自己的身體能力有了更多的信心。

經過物理治療師的指導和阿嬌自己的努力，半年後，她的血糖狀況有了明顯的改善，不僅如此，腿部肌肉量也提升上來了，感覺比以前更有力氣。她更了解到，只要有決心和努力，就能夠做出改變，並且改善自己的健康狀況。

吃得巧，動得好

糖尿病一直是個棘手的難題，因為平常不會感到特別不舒服，時常被忽略，最後導致許多可怕的併發症才發現為時已晚。

很多人認為第二型糖尿病是無法治癒的，需要靠吃藥或打胰島素來控制。然而現在有很多研究顯示，只要把身體的代謝功能調整回正常，很有機會讓病情停止惡化。

那麼第二型糖尿病和糖尿病前期的主要問題是什麼呢？

簡單來說，就是我們的身體對胰島素的反應變差，在胰臟裡的 β 細胞，也就是製造胰島素的那些細胞開始不太管用了。當我們吃得太多又不怎麼動，身體就會開始儲存脂肪。這些脂肪圍繞在胰臟周圍，讓它對血糖的變化不再那麼敏感，即使產生了胰島素，也無法讓進食後的營養進入細胞，形成一個惡性循環。

現在很多專家都認為，第二型糖尿病是可以逆轉的，關鍵在於要減少我們的內臟脂肪，提高身體的代謝能力。但為什麼會有太多內臟脂肪呢？原因很簡單：我們攝取的熱量太多了，尤其是吃了太多碳水化合物。

想要讓血糖回到正常，關鍵在於「減少內臟脂肪」和「提升代謝能力」。想達到這個目標，不光是靠「少吃、多動」那麼簡單，還要吃得聰明、動得有效！

在飲食方面，要以低熱量飲食為主，也就是減少整體熱量攝取，讓身體不用忙著處理多餘的熱量。建議的飲食組合是「低碳水化合物和健康油脂」，可以使用211或331餐盤法，這對控制血糖很有幫助。

強化心肺耐力、肌力和平衡力

運動方面，以阿嬌奶奶來說，她需要加強的是五大元素中的「心肺耐力、肌力、平衡力」這三項。初期可以先以中低強度的有氧運動提升心肺耐力，中期慢慢加入阻力訓練來增進肌力和平衡感，後期可以加入一些高強度間歇訓練和協調性訓練。

有氧運動可以選擇快走、走斜坡、騎腳踏車，或是超慢跑都可以。運動的強度至少要到有點喘但仍可以說完整一句話的程度，如果用自覺用力係數1～10分來表示的話，大約要有3～5分累才有效果。

以阿嬌奶奶來說，散步在剛開始是有效的，但如果每天都走一樣的步數和速度，會越走越輕鬆，身體很快就適應，這也就是為什麼把走路當成運動，心肺耐力會很難進步，必須增加走路的速度或坡度才有幫助。

美國運動醫學會建議每週須累積150分鐘的中等強度有氧運動，或者75分鐘的高強度運動。所謂的高強度運動，可以用間歇的方式完成，也就是高強度間歇訓練（HIIT），不僅可以降低空腹血糖濃度、糖化血色素、胰島素阻抗及改善胰島素的分泌，也能夠有效降低體脂肪。

高強度間歇訓練在做的時候，要盡量讓心跳加快，目標心跳約在最大心跳的80～95%之間，或用自覺用力係數表示，大約要做到6～8分累。中間穿插短暫的休息時間，讓心跳可以稍微降下來，回到大約4～5分累的程度，譬如說做20秒、休息40秒，或是進階一點做20秒、休息20秒。

阻力訓練對於改善糖尿病的成效常常被低估。阻力訓練可以

有效降低飯後血糖，提升胰島素敏感度，並透過降低膽固醇改善血壓問題，對於預防心血管疾病有很大的幫助。

研究顯示，訓練強度越高，減掉的內臟脂肪越多，建議可以從中等強度開始，以每組能做10～15下的輕重量，慢慢增加身體負荷，做到只能做每組6～8下的中等負荷程度，特別是針對大肌群的動作，例如深蹲、伏地挺身、分腿蹲、吊單槓等等。

想要改善第二型糖尿病，關鍵就在「吃得巧、動得好」，透過改變生活方式，很有機會把血糖控制好。

許多研究都選擇用「緩解」而不用「逆轉」來形容第二型糖尿病成功停藥的狀態，這是為了避免許多人以為只要身體狀況變好，就能回到以前不健康的生活習慣。

基本上，只要能堅持良好的生活方式，吃得更健康，做有效的運動，每天保持活力，確實能讓血糖控制得更好，甚至有可能不再需要依賴藥物。

10

完美的姿勢存在嗎？──
肌力 & 柔軟度

　　美鳳是50多歲的公務員，由於久坐辦公室，再加上公務繁忙、工作壓力大，她時常感到全身肌肉緊繃和痠痛，偶爾還會出現胸悶、呼吸急促的情形。

　　她積極尋找各種可以緩解痠痛的方法，找到一位傳統推拿整復的師傅。師傅說她有脊椎側彎、駝背、長短腳、高低肩等問題，要徒手矯正才能解決痠痛。

　　美鳳開始定期找師傅推拿，在上班時也一直提醒自己要維持挺胸，希望緩解身體的不適。雖然每次推拿後會舒服一陣子，但隔一段時間又會再發作，這些方法似乎只是暫時緩解痠痛問題，只要坐著超過一小時，她的肩頸、腰部又會開始不舒服。

　　美鳳開始思考：「到底什麼是正確的姿勢？難道靠矯正就能讓我變正？」當她感到困惑時，她的朋友推薦一位物理治療師給她。治療師告訴她：「完美的姿勢並不是一種固定的狀態，而是一種動態的過程。」治療師教她透過特定的動作訓練來改善身體的緊繃和痠痛，包含一些簡單的伸展運動可以放鬆肌肉。

　　此外，治療師發現美鳳的呼吸過於短淺，加上長時間坐在電腦前，使用過多的頸部肌肉，才會讓她常常感到胸悶及肩頸痠痛。

　　為了幫助她改善身體緊繃的狀況，治療師指導她用比較有效

率的呼吸方式，讓她隨時能透過呼吸調整自己的身體，同時也指導她做一些核心和背部訓練，像是彈力帶運動及皮拉提斯，用來強化她的核心肌耐力。

然而，對自己的身體不太有自信的美鳳，剛開始學習新動作時總是有許多負面想法，像是「我這麼歪，怎麼可能做得到這些動作？」或「這樣做真的有效嗎？」。

治療師鼓勵她不要焦慮，要相信自己的身體有適應的能力，還和她分享許多成功案例，鼓勵她堅持下去，必定能看到改變。

經過半年的努力，美鳳發現真的有了改善。雖然她偶爾仍會痠痛，但是頻率和程度都降低了許多。她開始慢慢熟悉自己的身體，不僅學會如何調整姿勢和呼吸方式，也學會如何使用核心肌群，漸漸的，她對「完美的姿勢」已沒那麼在乎。

更重要的是，美鳳開始對自己的身體更有信心，也不再對自己的姿勢感到不滿意了。

「標準」只是一個參考

小時候我們時常被告誡要坐直、不要駝背。如果你的生活需要長時間坐著，這的確有道理。長時間駝背看書或看電腦，會讓特定的肌肉緊繃，但是只要稍微改變一下姿勢，或者起來動一動，身體會立刻感覺比較舒服。

但是到底怎樣坐才夠挺呢？我想這就沒有標準答案了。以美鳳為例，如果她坐辦公椅上一直想著要挺胸，可能會因為胸椎關節過度僵硬，在坐直時沒有挺到胸椎，反而挺到了腰椎，這樣的姿勢久了之後更會造成腰部不適。

你一定聽過關於「標準坐姿」的建議，比如保持背部直立、雙腳平放於地面、膝蓋呈直角，以及保持電腦螢幕位於視線高度等，這雖然是一個符合人體工學的通則，但每個人的身體條件都是不同的，因此所謂的「標準坐姿」應該作為一個參考，而非一成不變的規定。

　　從生物力學的角度來看，長時間維持同樣姿勢，會對人體造成不必要的壓力和負擔，這是因為人體的結構設計是動態的，是用來移動的，並不適合純靜態的久坐或久站。當身體長時間處在同一個姿勢，特定的肌肉群會持續出力，而其他肌肉可能因缺乏使用逐漸衰弱。這種長期不平衡的肌肉狀態，會讓身體逐漸產生適應，不僅導致肌肉疲勞、緊繃和疼痛，也可能引起長期的肌肉骨骼問題。

　　所以身體的痠痛不一定是你的「姿勢」問題，主要問題可能是出在「久坐不動」上。舉例來說，骨盆前傾或後傾只是一個暫時的姿勢狀態，並不一定和疼痛有關，脊椎側彎的人也並非全部都需要矯正。

　　回到前述美鳳的例子，她除了應提醒自己時常變換姿勢外，也需要加強五大元素中的肌力和柔軟度，進行適當的伸展和肌力訓練，甚至應該改變呼吸的策略，對她的身體健康都更有幫助。

　　完美的姿勢並不在於你的體態是否直立或對稱，而是看你的身體能否自由、舒適的動起來。

　　在這個過度重視外觀的社會中，我們總是期待自己擁有「完美的姿勢」，卻忽略了每一個人都是獨一無二的。相信自己的身體具有適應的能力，並學會傾聽身體的聲音，讓身體能夠自由自在、流暢的完成各種動作，那麼你就已經擁有「完美的姿勢」了。

柔軟度越高越好嗎？──
肌力 & 協調力

　　小晴年約40，平常最大的興趣就是跳舞，下了班就會去公司附近的舞蹈教室學習各式各樣的舞蹈。由於小時候學過一陣子芭蕾，加上天生柔軟度非常好，可以輕輕鬆鬆往前彎腰摸到腳尖，大部分的動作對她來說都不是難事，她也因此在舞蹈中得到了很大的成就感。

　　小晴有一次發現在跳舞的過程中，腰部常容易閃到，尤其是動到某些角度特別明顯，比較嚴重時連膝蓋也會出現疼痛感。雖然在扭傷的幾週後會自然復原，但是這樣的情況每隔一陣子就復發，讓她非常困擾，有點猶豫是否要繼續跳舞。於是她更努力的拉筋，每次上課前和下課後都花很多時間拉筋。

　　然而，小晴發現受傷的狀況並沒有改善，甚至有時還變得更嚴重。她心想：「為什麼我柔軟度這麼好，還會常常扭到？難道我還缺乏其他的訓練？」

　　很多朋友建議她可以做加強核心肌群的運動，於是她開始找些「棒式」和「側棒式」的網路影片跟著練習，也嘗試了「船式」和「橋式」等瑜伽動作。在練習一陣子後，小晴發現腰部情況漸漸改善，於是這些運動成為她每日必做的功課。

　　在某次跳舞時，一個彎腰加上快速轉身的瞬間，她又不小心

閃到腰。這次帶給她很大的打擊，她心想：「我都這麼努力了，怎麼還是這樣？」雖然疼痛感沒有之前強烈，但她決定尋求專業物理治療師協助，找出真正的問題。

物理治療師首先對小晴進行一系列動作評估，包括她的柔軟度、肌力、關節活動度、協調力等等。經過評估後，物理治療師發現小晴在跳舞時，非常習慣使用大腿前側的股四頭肌，而比較少用大腿後側和臀部肌肉，導致肌肉之間力量失衡。

此外，物理治療師還向她解釋，跳舞是一連串多面向的動作組合而成，不僅僅需要肌肉的柔軟度和力量，更重要的是關節穩定性以及肌肉之間的「協調性」和「控制力」，這些對於舞蹈來說也非常重要。

即使她的柔軟度已經非常好，也很努力加強核心肌力，但由於她的髖關節活動度和穩定性不足，一旦需要做一些大角度舞蹈動作，就沒辦法流暢的使用髖關節，很容易以腰椎或膝蓋來代償，只要一超出自己的能力範圍，就很容易受傷。

之後小晴在物理治療師的指導下，除了保持每天例行核心訓練外，還加入了髖關節的動態活動和穩定訓練。

幾個禮拜後，她發現自己髖關節的活動範圍和力量都有顯著進步，不僅不再感到腰痛，舞蹈動作也流暢許多，讓她對舞蹈的表現更有意識，在每一個姿勢中都能展現力與美的平衡。

柔軟度好就不會受傷嗎？

小時候你一定做過「坐姿體前彎」這個柔軟度測試吧？雖然只要用手摸到腳尖就算及格，但有些人不管如何努力就是沒辦法摸

到，有些人則輕輕鬆鬆超過腳尖，這主要的原因在於每個人天生的柔軟度不同。

但柔軟度越好，是不是代表著越不容易受傷？

有些人可能會有這樣的誤解，認為只要身體越柔軟，就能夠做出各種複雜的動作，進而避免受傷。然而，柔軟度並不是唯一的因素，真正的關鍵還包含了肌肉的力量與關節的穩定性，以及身體的協調性等等。

前面第6章提過柔軟度可以分為主動柔軟度（AROM）和被動柔軟度（PROM），這裡舉一個實際例子來說明。假設你現在躺在地上並試著把大腿抬高到一定的角度，這個動作代表的是你的主動柔軟度，是你自己的肌肉力量能達成的最大範圍。然而，如果你使用了毛巾或其他工具來幫助大腿抬高，或許能夠抬到更高的角度，這就是被動的柔軟度。

一般來說，主動柔軟度會小於或等於被動的柔軟度。主要的原因在於，達到主動柔軟度需要肌肉主動收縮，而肌肉的收縮力和肌肉的長度之間存在一個特定關係。當肌肉長度太長或太短時，肌肉的收縮能力會下降，因此不容易達到最大的活動範圍。這就是為什麼你在沒有外部幫助的情況下，可能無法達到和被動柔軟度同樣的活動範圍。

因此，如果想要改善或預防運動傷害，最理想的情況是增加主動柔軟度，而不是一味追求被動的柔軟度。這意味著你必須靠鍛鍊肌肉力量來增加關節的活動範圍，而不是一直做被動的拉筋伸展。過度追求柔軟度，特別是在沒有適當控制的情況下，反而可能會讓關節穩定性降低，導致受傷的風險增加。比較理想的方式是，柔軟度和力量的均衡發展，以保持關節的穩定性和整體的

協調性。

　具體而言，我們可以分別在運動前做動態的拉筋伸展，也就是讓肌肉邊收縮邊拉長，以提升肌肉的溫度和增加血液循環為目的，每個動作之間不停留。

　運動訓練中可以在特定的關節角度做等長收縮，維持肌肉收縮的狀態約3～5秒鐘。運動訓練後做靜態的拉筋伸展，每個動作停留30秒至1分鐘，主要的目的是讓肌肉和神經系統放鬆。關於運動前、後的拉筋方式會在第21～22章說明。

核心訓練不是唯一解方

　再來談談核心訓練。有些人可能誤以為只要練核心就能防止腰痛，這樣的想法只對了一半。

　事實上，核心訓練對於預防腰痛確實很重要，但這並不是唯一的解決方法。我們必須理解腰痛的原因可能很多，例如相鄰的關節角度不足、腰椎關節壓力過大、肌肉代償或力量不平衡等等，都可能導致腰痛發生。要解決腰痛問題，需要全面性的方法，而不只是單一的核心訓練。

　以小晴來說，她做的核心訓練對於腰椎的穩定的確有幫助，但她只成功了第一步，如果只考慮腰椎而忽略了髖關節的話，很容易陷入見樹不見林的情況。

　身體是牽一髮動全身的，腰部的問題通常會往上觀察胸椎、往下觀察髖關節是不是有緊繃或無力的地方。大多數的舞蹈動作都需要靈活有力的髖關節，才能做到多面向和大角度動作，因此小晴除了須加強核心肌群外，也要增加髖關節的主動柔軟度，這對於大

多數腰椎疼痛的人來說也非常有幫助。關於髖關節的訓練動作可以參考第19章。

　　總結來說，提升主動的柔軟度和核心肌群的力量固然重要，但更關鍵的是如何用平衡和省力的方式使用身體，包括所有的關節和肌肉，唯有如此，我們才能減少受傷的風險，並且進一步提升運動表現。

無齡訓練的
五大動作模式

以動作的模式來分類，可以先從
「推、拉、蹲、髖、移」這五大基礎模式開始，
並不斷在訓練中進行調整與優化，
以達到全面提升五大運動元素的目的。

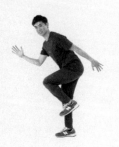

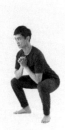

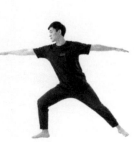

12

無齡訓練的核心

　　「無齡」指的不單純是逆齡或抗老化，而是要忘掉自己的年齡。年齡只代表你在這個世界上活了多久，不代表你的身體就應該是什麼樣子。

　　無齡訓練是一種對自我生命的態度。我們擁有了這個身體，自然有責任好好照顧它，並在有生之年保有身體的自由。

　　由於過去在醫療院所工作，接觸過各種病人，其中許多人有肌肉骨骼痠痛或各種慢性疾病等問題，經過長期觀察後，我發現一件事：患者如果沒有徹底改變思維和生活型態，再有效的醫療都只能達到緩解或延遲惡化的效果。

　　而身體和心理是互相影響的，長期身體的不健康會導致心理也不健康，正所謂「身病易治，心病難醫」。即便是老生常談，還是要強調一下：想要擁要健康的身體，必須先打造健康的心理！

　　這裡說的「健康的心理」，並不是要大家追求完美，而是接受真實，了解到人生的每一個階段都有其極限存在，這是自然的法則。

　　回想一下年輕時的自己，可能隨便訓練一下就突飛猛進，即使受傷也很快就復原了；到了中年後，可能變成進兩步退一步，隨著年紀增長，要規律的訓練才能獲得進步，甚至不進則退。但請記得我們不是要追求身體的極限，那是職業運動員的事，而是要在人

生的每一個階段，盡力做好該做的事就可以了。

然而，很多人都在人生旅途中太早放棄運動了，或是在還年輕時選擇了相對來說偏向輕鬆的活動。這些活動並非完全沒用，只是無法讓身體有更好更強的適應力，一旦步入中年一樣會產生各種痠痛的毛病。

另外也有些人遲遲不願或不敢踏出運動訓練那一步，還有些人是做個幾次就半途放棄了，這大部分是因為缺乏規律的習慣、時間和安全感，並且總是回頭看著過去的自己，想著「我從小就沒有運動細胞，還是算了吧」或「運動太累了，我還是待在舒適圈吧」。

像這樣比較或自我批判的心態，正是阻礙我們前進的原因。一旦一直回頭看過去的自己，或老是覺得自己辦不到，就會停止探索身體，最後失去發揮自身潛力的可能性。

過去的你雖然造就了現在的你，但未來的你會變成什麼樣子，是由此時此刻的你所決定。唯有保持正確的心態，持續朝著你想要的目標邁進，不論最終的結果如何，都能珍惜每一個當下帶來的體悟。

健身也健心

針對個人心態的調整與改變，建議大家可以依循底下五個步驟嘗試看看：

一、了解自己的動機

很多人剛開始接觸運動訓練是為了身材、比賽，這是屬於比

較外在的動機，需要靠給予關注或有外在的獎勵才能持續前進。這類動機往往來自於比較。知名心理學家阿德勒（Alfred Adler）說：「人類所有痛苦皆來自人際關係。」我們總是想得到別人認同、追隨世俗價值，卻忽略了自己真實的想法，放任自己持續與人比較，然而比較的結果未必都是好的，有時會帶來反效果，讓我們產生自卑感。

另外一種是屬於內在的動機，也就是享受運動的過程而不是結果。在這個過程中，會讓我們感覺自己的身體是靈活有力且不斷在改變。研究指出，運動會讓人產生快樂激素，也就是內啡肽（或稱腦內啡）和內源性大麻因子，這都會讓我們喜歡上運動的感覺。內在動機產生的行為，是完全基於內心的需求，會有比較高的自主性和創造力。

如果運動越是基於內在動機，我們越能得到發自內心的滿足感與成就感，因為這件事對你來說是重要的，而且是自己想做的，不是為了滿足別人的需求或為了得到獎勵，也比較能堅持並長久做下去。

二、接受真實的自己

近幾年很流行正念冥想，意思是有意識的覺察身體的狀態，不帶有任何批判和比較心態，純然的觀察自己。

舉例來說，在拉筋的時候仔細觀察肌肉伸展狀態，拉到剛剛好覺得舒服的角度就好，不過度追求柔軟度；或者在做肌力訓練時感受肌肉出力的狀態，在達到自己能力極限前就停下來。透過這些自我覺察，能讓我們有意識的使用身體，避免運動傷害。

每個人的身體都是獨一無二的，別人能輕鬆做到的，不見得

適合你；別人做不到的，你未必不能嘗試。你得相信自己的判斷，傾聽身體的聲音，接受真實的自己，才能自我修正、微調、進步。

三、設定合理的目標

初學者常常一開始將目標訂得太高，導致達成度不如預期，一旦運動的新鮮感過了之後就放棄了。

有句話說：「只有累積，沒有奇蹟。」事實上，每個成就非凡的運動員背後，都是大量的練習堆疊出來的，他們的教練會把長遠的大目標拆解成許多短期的小目標，再依據小目標來規劃每個月、每週、每天的訓練行程，一步一步朝著大目標邁進。

我們當然未必要像運動員一樣以追逐成績為目標，但盡可能具體一點。可以先設定一個中長期的目標，建議以半年或一年為一個較長的週期，接著再設定幾個小目標來一一達成。太長遠的目標，光是用想像的就讓人想放棄了。

舉例來說，如果你想去爬玉山，就必須先知道玉山的路程有多長、它的海拔高度和坡度大概是多少、需具備什麼能力，並且針對肌力、心肺耐力和平衡感等元素來制定計劃；平常可先以爬郊山來測試自身能力進步的狀況，在訓練的時候會感到比較踏實。

四、讓計劃趕上變化

現代人生活太過忙碌，很少有人可以像運動員一樣規律的訓練，三不五時都會有計劃之外的變化，偶爾還可能遇到生病、意外等突發狀況，這時要試著保持訓練的彈性。如果真的無法照著計劃做訓練，至少要做到微量練習，也就是把一週的運動時間拆成更小的時間單位，例如每次10～15分鐘的運動。只要在忙碌的生活中把

握每一個可以運動的機會，一樣可以累積成果。

五、持之以恆的訓練

登山界的人常說：「慢慢走，比較快。」所以時常看到背負重裝的登山協作們踩著穩定的步伐前進，即使不斷被後面隊伍的人超車，也很少看到他們停下來坐著休息，但最後先到達目的地的往往都是他們。

大部分的人放棄運動的原因通常是沒有養成習慣，以及太急於看到成果。常聽人說養成一個習慣最少需要21天，特別是對平常沒有在運動的人來說，剛開始的確需要一點點意志力，但是人的意志力其實有限，太常使用反而會讓人心神耗竭。

養成運動習慣的最好方式是，讓運動的阻礙降低。可以先從簡單輕鬆的運動開始，或者讓把運動流程簡化，只要把痛苦和麻煩程度降到最低，找到自己舒適的節奏，再從一個禮拜一天增加到兩天或三天，循序漸進增加強度和運動時間，最後就能習慣成自然。

一旦養成習慣，接下來最重要的是，對於運動的成效保持平常心。太過在乎運動的成效，往往會讓我們忽略微小的累積；那些巨大的成果都是在看似微不足道的練習中不斷累積出來的。成功並非一蹴可幾，只有持之以恆才能享受最後的果實。

13

從五大動作模式開始

　　隨著運動科學的不斷進步和蓬勃發展，現在只要你願意在網路上搜尋，都可以輕鬆找到各種不同的運動訓練和方法。有的是專注在肌肉力量的阻力訓練，如槓鈴和壺鈴訓練；有的是注重提高心肺適能的高強度間歇訓練；有的則是瑜伽和氣功等各種不同派別的身心訓練。近年來，有關筋膜訓練的運動也開始受到大量關注，成為一種新的運動方式。

　　既然每一種運動方式都有其強項和弱項，那麼世界上有沒有最有效的運動訓練呢？答案是否定的！原因在於，你心裡想的有效可能是「減重」，而別人的有效可能是「跑得更輕鬆」。所謂的「有效」，必須考量每個人的需求和目的。

　　那麼對於運動初學者來說，面對千變萬化的訓練動作，該從什麼地方開始著手呢？

　　如果我們以動作模式來分類的話，可以先從**「推、拉、蹲、髖、移」**這五大基礎動作模式開始訓練，並不斷在訓練中進行調整與優化，目的在於全面提升五大運動元素：肌力、柔軟度、心肺耐力、平衡感、協調力。

　　這裡所謂的「模式」，是為了方便我們規劃訓練的架構，就像煮菜的時候必須先知道各種食材的特性，當腦海中有了概念後，就能自由運用這些食材來創造美味的佳餚。

透過這五大基礎動作模式的訓練，運動初學者可以在短時間內有效提升體能。除此之外，這些動作都可以進行不同的變化和組合，根據你的身體狀況、運動目標和時間，量身訂做最適合自己的運動訓練計劃。只要持續練習並根據身體反應進行調整，就能逐漸感受到體能的提升和身體的轉變。

五大基礎動作模式的優點

這五大基礎動作模式，對初學者訓練來說還有三大優點：

一、貼近日常生活

這五大動作模式都是日常生活中會使用到的動作，例如推門、拉箱子、蹲下、搬東西、上下階梯，所以學習的門檻較低，過程相對容易，也能夠立刻運用在日常生活中。

舉例來說，年輕運動員所做的深蹲，和80歲行動不便的年長者從椅子上站起來，雖然看起來有點不同，但其實兩者是很接近的動作模式，差別只在於深蹲並沒有椅子的輔助，而從椅子上站起來，重心是要先放在坐骨上再站起來，兩者都一樣能得到肌力的成長。

對訓練初學者來說，剛開始並不需要追求太複雜的動作，像槓鈴抓舉、倒立或體操等偏向技術類型的動作也許很酷，但由於複雜度高，必須花大量的時間練習才能看到一點點進步，在剛開始並不適合作為訓練目標。

二、提高訓練效率

在五大基礎動作模式中，除了「髖」以外，其他四種都屬於多關節動作，能夠一次鍛鍊到多組肌肉，提高訓練的效率。舉例來說，當我們在做伏地挺身時，胸肌、三頭肌、前三角肌這些上肢肌群會一起收縮，更不用說腹部和背部等核心肌群，也需要一起出來幫忙維持脊椎的穩定。同樣的，當我們在做深蹲時，大腿前後兩側的肌肉、臀肌、腹肌和背肌都需要一起工作。因此，除非你想要特別訓練某一塊肌肉，不然多關節的動作一定是訓練的首選。

而「髖」系列訓練是屬於單關節動作，這是因為髖關節解剖結構的特殊性，它在人體運動中扮演非常重要角色，才特別獨立出來訓練。

三、拓展全面體能

這五大動作模式不僅能鍛鍊肌肉，只要改變不同的角度、方向和重心等因子，也能同時拓展訓練到五大運動元素中的柔軟度、心肺耐力、平衡力和協調力。

舉例來說，進行深蹲訓練時，只要改變深蹲的姿勢，就能強化到不同的肌肉群；改變蹲下去深度，就能提升髖、膝、踝三個關節的柔軟度；只要提升速度，蹲得越快、次數越多，越能刺激到心肺功能。而在進行移動動作時，我們可以透過加入不同方向和腳步變化，來提高身體的協調力和平衡力，讓我們更能靈活應對生活中的各種情況。

我們還可以自由組合這五大基礎動作模式，進行各種不同的複合訓練。例如先做深蹲，然後在站立時加入手臂往上舉的動作，

這樣既能訓練下肢又能訓練上肢肌肉。此外，在進行移動動作中，我們也可以加入蹲或跳的動作，譬如弓步跳、交互蹲跳等等，不僅可以增強肌肉耐力，也能提升身體的協調力和平衡力。

　　總結來說，五大基礎動作模式「推、拉、蹲、髖、移」是相對容易進行的運動訓練。不過，在進行五大動作模式的訓練之前，建議可以從更基礎的「呼吸與核心訓練」開始進入，甚至可同時進行。無論是運動初學者，或是經驗豐富的運動員，都能藉此全面且有效的提升體能，也更容易達到健身目標。

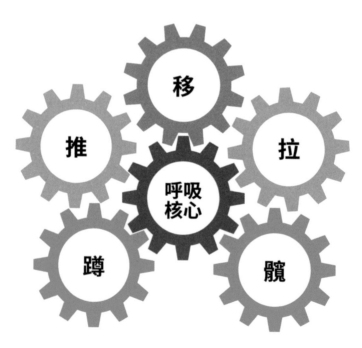

● 呼吸和核心訓練與五大動作模式關係圖

從基礎訓練開始 1 ——
呼吸訓練

　　如果說五大動作模式是運動訓練的基礎，那麼呼吸和核心訓練就是基礎中的基礎了。

　　呼吸可以說是所有運動的基石，不論是重量訓練、皮拉提斯、瑜伽、馬拉松或冥想，都有其特定的呼吸方式，可見呼吸對於動作訓練的重要性。

　　呼吸不只是氣體交換，它和核心的關係是緊密相連的，正確的呼吸方式可以幫助我們更有效的鍛鍊核心肌群、提升脊椎穩定性，進而更有效率的使用四肢的力量。

　　談到呼吸，就不能忽視橫膈膜的重要性。橫膈膜事實上不是一塊薄薄的膜，而是一塊無時無刻都在使用的肌肉。它的形狀有點像降落傘，把我們的胸腔和腹腔隔開。雖然你可能很難直接感受到的橫膈膜存在，但它就像一個呼吸的舞臺總監，扮演一個幕後角色，隨著每天兩萬多次的呼吸，每分每秒都在影響我們的身體。

橫膈膜的重要功能

　　橫膈膜的存在，對我們人體有以下三大功能：

一、提升呼吸效率

當我們深呼吸時，橫膈膜會向下移動，肋骨下方向外擴張，為肺部提供更多的擴張空間，可以吸入更多的氧氣。這個時候，肋間肌、斜角肌和頸部的淺層肌肉等吸氣用的輔助肌群也會一起工作。當我們吐氣時，腹部肌肉會收縮，肋骨下方向內收縮，橫膈膜向上移動，壓縮肺部以利排出二氧化碳。

然而，現代久坐的生活模式和各種壓力，無形中改變了許多人的呼吸方式。舉例來說，長時間坐在辦公桌前沒有足夠的休息和活動時，可能會無意識的採用胸式或頸式呼吸，使得頸部肌群從輔助的角色變成主導的角色，就像是多管閒事的下屬，把所有的工作攬在自己身上一樣，久而久之導致頸部肌群的過勞和緊繃。這時你會發現，不管怎麼按摩，這些肌肉緊繃仍然一直存在。

通常，頸式或胸式呼吸法在劇烈運動時才會出現，但很有可能你平常不自覺的使用頸式呼吸，使得橫膈膜的功能逐漸變弱，有時甚至會覺得呼吸越來越困難。

只要改變呼吸的方式，就能讓不同的呼吸肌肉分工合作，提升呼吸的效率。

二、核心穩定

我們的舉手投足其實都與呼吸有關。在做任何動作時，橫膈膜會和其他核心肌群一起工作以維持脊椎的穩定。這些肌肉包括了腹直肌、腹橫肌、腹斜肌、多裂肌、脊柱深層肌群等，他們必須分工合作，才能夠幫助我們維持良好的體態和有效傳遞身體的力量。就如同一個成功的樂團，每個樂手都必須在適當時間點切入，才能

演奏出和諧的樂章。

研究指出，我們在做任何的動作之前，核心肌群都必須預先收縮，才能讓四肢好好發力，而在腰痛的人身上，這些核心肌群很容易會「遲到」，也就是說它們並沒有完成該做的事。就像樂團中的某個樂手遲到，會影響到整個樂團的表演。

你可以做一個實驗：把氣吸到肚子讓肚皮向四面八方撐開，然後做一個伏地挺身，接著再讓肚子完全放鬆做伏地挺身。是不是感覺到肚子撐開後做起來比較有力呢？

這是因為使用橫膈膜的呼吸方式能創造出穩定的腹內壓，就像吹氣球一樣。當吹氣到氣球裡，它會擴大並變得堅韌，就像我們的腹部一樣，穩定的腹內壓能使我們的脊椎穩定，讓四肢變得更有力。

如果橫膈膜弱化，就會像氣球中的氣慢慢洩出，氣球變得疲軟，這會影響到我們的核心穩定性，長期下來可能導致腰痠背痛等問題。

值得一提的是，橫膈膜的下半部與腰椎和內臟有連結，所以也會間接影響到內臟的功能，因此很多瑜伽動作會結合呼吸引導，透過每一次深層的呼吸，就像是在幫助你的內臟做按摩，也算是另一種促進內臟健康和新陳代謝的方式。

三、調節情緒和壓力

在面對壓力或焦慮的情況下，我們的呼吸會變得急促和短淺，這時身體會傾向於使用比較多頸部肌肉，造成橫膈膜活動減少。在這種情況下，適當的深呼吸練習可以幫助我們調節情緒和壓力。

深呼吸是一種強大的放鬆工具，它可以讓我們的身體與大腦

達到放鬆狀態。當我們正確使用橫膈膜深呼吸，能夠調整自律神經系統，特別是副交感神經，這是控制我們休息和消化的神經系統。當副交感神經系統被啟動後，心跳速度會減慢，血壓下降，肌肉放鬆，這都有助於減輕壓力。一行禪師曾說：「呼吸是身與心的連結。」透過感受當下的呼吸狀態，能更有效的釋放壓力和情緒。

橫膈膜扮演如此多功能的角色，卻從來不曾被重視過，可以說是最苦命的角色了！如同身體中的其他肌肉一樣，我們也能透過適當的訓練來強化橫膈膜；同樣的，如果缺乏適當的鍛鍊，橫膈膜也可能會變得越來越緊繃無力。

因此，學習使用橫膈膜的呼吸方式，除了能夠提升呼吸的效率之外，對於整體的運動能力和心理健康來說都非常重要。我們可以透過有意識的覺察呼吸，並以不同的姿勢和動作來強化核心的穩定性。

如何訓練呼吸？

如果你是屬於習慣使用頸部呼吸的人，突然間要改變呼吸方式不是一件容易的事。一開始建議先練習腹式呼吸，專注在肚子的起伏上，用鼻子吸氣，嘴巴吐氣。

● 腹式呼吸

請先躺在地上，一手放在胸口，另一手放在腹部。吸氣時，你可以感受到腹部會慢慢擴張，而胸部是保持靜止的，盡量讓脖

子、肩膀、下巴都放輕鬆。吐氣的時候要慢慢吐，專注在腹部輕微的往內收，吸氣和吐氣時間的比例是1：2，吐氣的時間稍微長一點，譬如吸氣2秒、吐氣4秒。

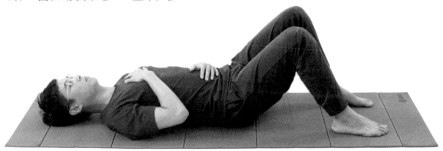

● 橫膈膜式呼吸

作法一　彈力帶呼吸。我們可以借助彈力帶的張力幫助練習使用橫膈膜呼吸。將彈力帶綁在肋骨下方，不需要綁太緊，感覺到輕微的張力即可。躺下後進行深呼吸。吸氣時將彈力帶往外撐開，吐氣時，讓彈力帶自然放鬆，經由彈力帶的張力，可以讓我們感受到肋骨下緣一整圈的擴張。如果做對的話，應該會感覺到肚皮有往外撐開緊繃的感覺，這是非常關鍵的部分，需要一段時間的練習才能慢慢掌握。

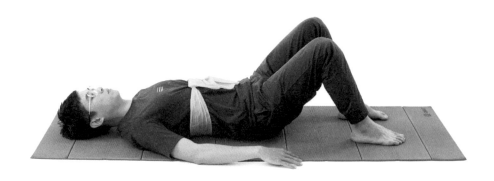

作法二　鱷魚式呼吸。如果你的肋骨略往外翻，或許較難感受到後側的肋骨擴張，你可以試試看趴著做鱷魚式呼吸。由於肋骨前側被地面擋住，比較容易感受到肋骨橫向的擴張。臉朝下後，雙手交疊放在額頭下方，腹部前側頂著地板，接著把氣吸到肋骨後外側的部位。專注感受肋骨後外側的擴張，吐氣再慢慢放鬆。

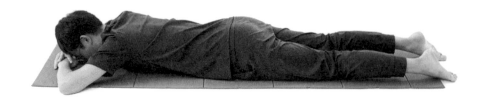

作法三　90/90全呼吸。90/90呼吸是指膝蓋和髖關節都彎曲呈90度，躺在地上，將雙腳放在椅子上，這個姿勢有利於橫膈膜的收縮和肋骨的擴張。把彈力帶綁在肋骨下緣，吸一口氣，應該可以感覺到肚皮往外撐開彈力帶。肋骨後外側向兩側打開，吐氣再慢慢放鬆，深吸一口氣，感覺胸口和肚子的起伏接近1：1，吐氣慢慢放鬆。

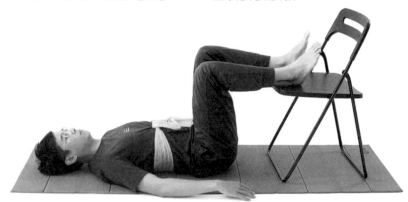

從基礎訓練開始 2 ——
核心與脊椎訓練

接下來，我們可以運用前面學到的橫膈膜式呼吸來訓練核心肌群和脊椎穩定度，這個基礎訓練對於五大動作模式來說，是非常重要的準備關鍵。

基礎核心訓練

接下來介紹三個核心訓練，每個動作有三個難度等級，你可以選擇適合自己的難度。建議每個動作做3組，每組之間可以休息30秒至1分鐘，依此循序漸進的練習。

● 死蟲式

死蟲式是很適合初學者的核心訓練。看起來雖然很簡單，但需要去感覺腰部細微的動作，以維持骨盆和腰椎的穩定。做的過程中要用橫膈膜式呼吸，盡量把氣吸到肋骨下緣，感受整個肚皮的擴張，不要讓腰和地板有太多空隙。

難度一　屈膝法。膝蓋懸空彎曲90度，確認腰下方的空隙填滿，把氣吸到腹部，感覺整圈肚皮往外撐開。

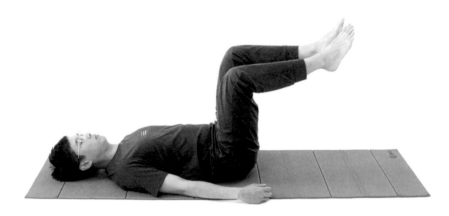

接著輪流讓左腳和右腳腳跟點地板，吸氣下，吐氣上，兩腳各做15～20次。

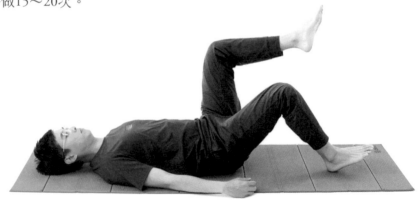

難度二　膝蓋伸直法。膝蓋懸空彎曲90度，確認腰下方的空隙填滿，把氣吸到腹部，感覺整圈肚皮往外撐開來。

接著輪流讓左腳和右腳腳尖，往45度角伸直出去再收回來，一次只動一隻腳，吸氣出去，吐氣回來。過程中保持呼吸順暢，腰部不離地、肋骨不外翻。

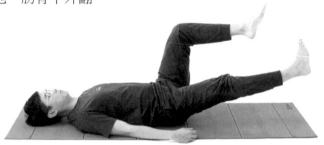

如果這動作很輕鬆的話，腳可以放到接近地板的位置。兩腳各做8～12次。

難度三 **手腳並用法**。膝蓋懸空彎曲90度，確認腰下方的空隙填滿，吸氣感覺整圈肚皮往外撐開來。

把右手和左腳同時伸直延伸出去，吐氣收回來。

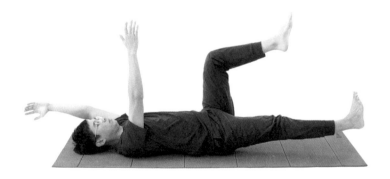

把左手和右腳同時伸直延伸出去，吐氣收回來，保持腰椎不離地，兩邊各做8～12次。

做這個動作時，記得避免腰部過度懸空拱起。

● 側棒式

　　側棒式除了能練到側邊的腰方肌和腹斜肌外，同時還需要肩關節和臀部的力量，算是一個滿有挑戰的動作。

　　難度一　**跪姿側棒式。**右手肘撐在肩膀正下方與地板垂直，膝蓋和髖關節併攏保持彎曲90度，膝蓋在身體前方一點。

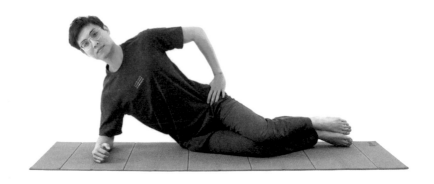

　　右手肘向下推地讓臀部離地，右邊側腹部向外出力，保持自然呼吸維持10秒鐘，重複5次後換邊。

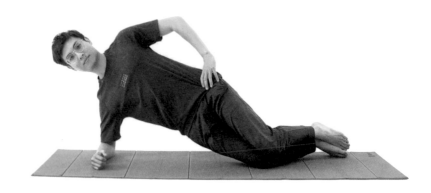

難度二　**直腿側棒式。**右手肘撐在肩膀正下方垂直地板，兩腳膝蓋伸直併攏。

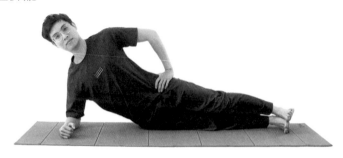

　　右手肘向下推地讓臀部離地，肩膀、髖關節到腳踝呈一直線，右邊側腹部向外出力撐開，保持自然呼吸維持10秒鐘，重複5次後換邊。

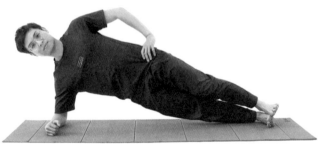

難度三　**動態側棒式。**兩腳併攏，右手肘向下推地讓臀部離地，呈現側棒式的姿勢。

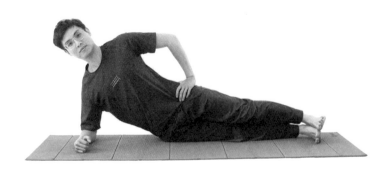

把右腳往上抬起約45度，再慢慢放下，重複5次後換邊。
做這動作時，要避免腰部向下塌陷或肩膀向下塌陷。

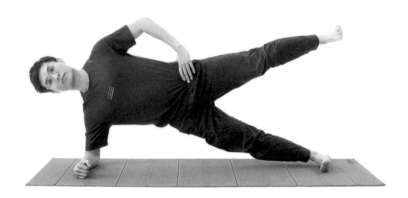

● 鳥狗式

鳥狗式是經典核心動作，由於減少了手和腳的支撐面積，更可以挑戰你的脊椎穩定，做的過程中要把注意力放在腰椎和骨盆的穩定上。

 單手或腳延伸。 採四足跪姿，手掌在肩膀正下方，膝蓋在髖關節正下方，找到腰椎的自然曲線，保持脊椎延伸。

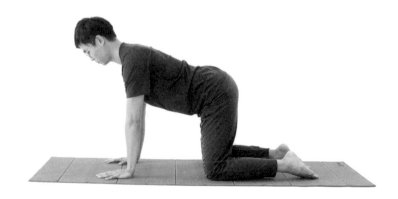

手掌用力推地，先把右手向前延伸出去再收回來，把左腳向後延伸出去再收回來，吸氣出去，吐氣回來。過程中要盡量想像腰椎上面放了一杯水，不要讓水灑出來，左右重複10次。

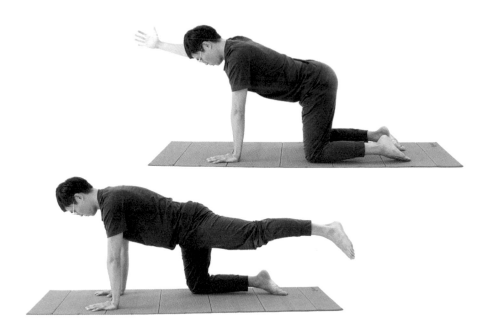

難度二　**手腳同時延伸。**採四足跪姿，手掌在肩膀正下方，膝蓋在髖關節正下方，找到腰椎的自然曲線，肚皮往外繃緊撐開。

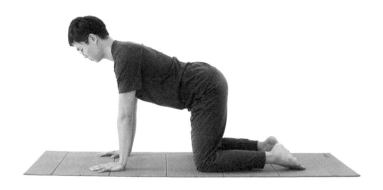

同時把右手和左腳往前後延伸，停留3秒，再把手腳同時收回來，吸氣出去，吐氣回來。左右重複8次。

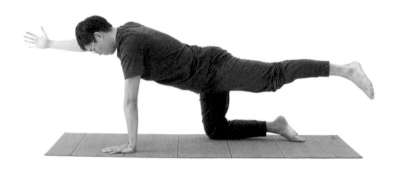

難度三　　動態鳥狗式。採四足跪姿，同時把右手和左腳往前後延伸出去。用手臂和大腿同時繞圈，順時針5圈、逆時針5圈，保持骨盆和腰椎穩定不晃動，再把手腳同時收回來，左右重複5次。

做這動作時要記得避免骨盆扭轉或腰椎塌陷。

死蟲式＋側棒式
＋鳥狗式示範影片

脊椎活動訓練

學會了利用核心肌群來穩定脊椎之後，也必須活動每一節脊椎，並且把之前學到的呼吸方式結合到動作中，才能讓身體的動作更加流暢。

脊椎的活動可以分成三個平面，分別是矢狀面（前後）、額狀面（側彎）、水平面（旋轉），藉由三個平面的脊椎動作練習，可以讓每一節脊椎平均分散壓力，創造更多身體內在的空間。

● 貓牛伸展

　　貓牛伸展是訓練脊椎的矢狀面運動，動作過程中要與呼吸同步，慢慢感受脊椎一節一節的動作，並且保持肩膀與脖子的放鬆，避免動作速度過快。

　　請先採四足跪姿，手掌在肩膀正下方，膝蓋在髖關節正下方，找到背部的自然曲線。

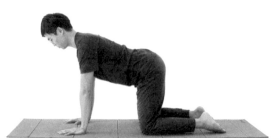

　　吸氣的時候，慢慢將胸口向前提起來，頭部抬起，尾骨向上翹，形成牛背的形狀。到底時停留1秒，持續感覺胸口的延展。

　　吐氣的時候，慢慢將背部向天花板拱起，眼睛看向肚臍，形成貓背的形狀。到底時停留1秒，持續感受肚子往內收的力量。

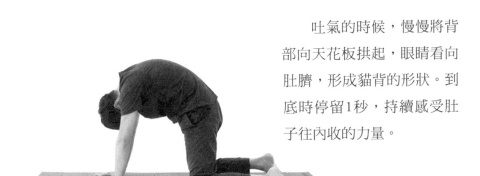

● 側彎伸展

　　側彎伸展是為了訓練脊椎的額狀面運動，藉由側彎的動作讓脊椎的每一節都能活動到，並且感覺身體側邊的延展。

　　作法是坐在椅子上，兩腳打開與肩同寬，手放身體兩側。吸氣，把右手向天花板伸直，感覺每一節脊椎往上拉開。

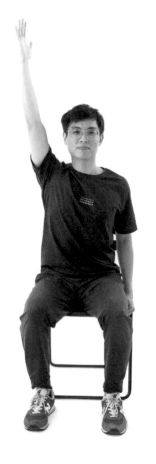

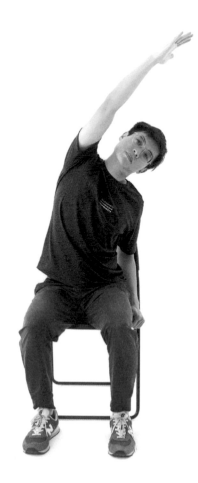

　　吐氣，右手臂像劃一道彩虹一樣，慢慢的把上半身向左側彎，停留並進行深呼吸2次。

　　吸氣，感覺到右側肌肉的拉長與右側肋骨的擴張，吐氣回到原本的位置，然後換邊做同樣的動作。

● 脊椎旋轉

脊椎旋轉能夠訓練到脊椎的
水平面運動，主要是感覺到每一節
脊椎的旋轉。作法是坐在椅子上，
保持身體延伸拉長，雙腳打開與肩
同寬，想像自己在量身高。吸氣，
緩慢的延伸脊椎。

吐氣後，緩慢轉動上半身，胸
口向左側旋轉，保持下半身不動。

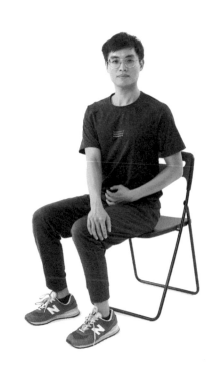

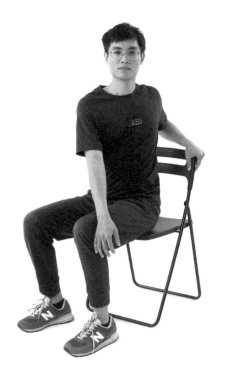

旋轉到最底時，感受一下
身體的緊繃，手打開來，一手
放大腿外側並輕推大腿，停留
深呼吸2次。

吸氣，慢慢回到起始的位
置，然後換邊做同樣的動作。

側彎伸展 +
脊椎旋轉示範影片

16

動作模式一：推

　　在日常生活中，需要用手推的動作無所不在，例如比較簡單的推門，或是在超市推購物車；在搬家時需要推動沙發、桌子或其他重物，甚至是比較衰弱的年長者要從床上把自己撐起來，都必須用到「推」這個模式。

　　在健身房中可以看到許多為胸肌和肩膀形狀努力的人，他們會使用胸推的機器或槓鈴、啞鈴等自由重量器材來鍛鍊上半身的力量。使用健身器材增加肌力的確是一個效率較高的方式，但如果你無法常常去健身房報到，或者隨時都想做上半身肌力訓練，那使用自己身體重量就是最好的方式，譬如經典的動作——伏地挺身。

　　雖然伏地挺身僅使用自己身體的重量來訓練，但只要改變身體的姿勢和角度，並且循序漸進找到適合自己的難度，它仍然是一種非常有效的訓練方式，不僅可以增強胸肌、肩膀和三頭肌的肌力，還同時鍛鍊了核心肌群。最重要的是，伏地挺身不需要任何器材，只需要一點空間就可以開始進行。

伏地挺身適合初學者嗎？

　　回憶起我剛進新訓中心當兵時，班長大聲喝斥剛入伍的新兵們，要大家努力做更多伏地挺身，有些平時完全沒運動的新兵，手

臂發抖努力掙扎著，有些人為了做到要求的次數，開始用些奇怪的姿勢如甩動身體或只做一半的「偷吃步」；而有些本來就有健身習慣的新兵，做伏地挺身就像喝水一樣輕鬆。

實際上，伏地挺身可以很簡單，也可以很困難，這完全取決於你的操作方式。舉例來說，我們只需撐在牆壁或箱子上，增加身體的傾斜角度，就能減少上肢的支撐壓力。假使你對施行標準伏地挺身已經很熟練，也可以透過改變動作角度來訓練不同的肌肉群，或改為不對稱的支撐增加挑戰性。

但前提是你必須先掌握正確的伏地挺身技巧，才能避免沒有效率的動作代價，導致肌肉或關節的受傷。

「推」這個動作的本質是把上半身視為一個整體，然後用手將自己的身體推離物體。因此在你開始做伏地挺身之前，千萬別忽視細節。除了要使用橫膈膜的呼吸方式外，還需要練習核心穩定。有效率的呼吸方式和強壯的核心肌群，才能使伏地挺身的效果加倍。

接下來介紹伏地挺身的練習步驟，你可以根據自己的體能狀況選擇適合的難易度來練習。

不論你從哪個姿勢開始，過程中都記得保持核心肌群的收縮，吸氣到橫膈膜的位置，維持骨盆和腰椎的穩定，並且嘗試做完整的動作範圍，將胸口下降到靠近地面，手肘彎曲大約90度，讓身體與地面接近平行位置。

不論你目前的上肢力量如何，都可以透過改變練習的方式來進行伏地挺身。

難度一　傾斜伏地挺身

可以先使用牆壁或桌子來練習。站立面對牆壁，距離約一個手臂遠，雙腳與肩同寬，手臂伸直張開與肩同寬，五根指頭張開。雙腳向後退幾步，腳尖微微墊起，身體向前傾斜，從頭頂到後腳跟呈一直線。

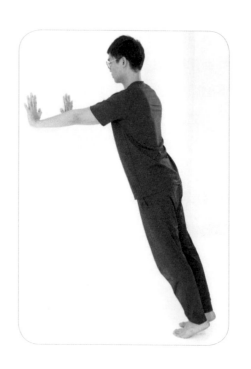

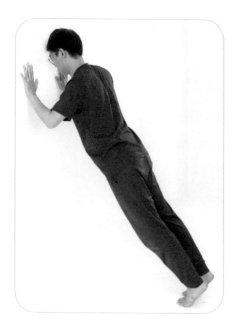

吸氣時，將胸口慢慢向牆壁靠近，手肘與身體的夾角大約45度，直到胸口接近牆壁，手肘彎曲大約90度。

吐氣時，用力推牆壁讓手臂完全伸直，讓身體回到起始位置。重複進行這個動作15～20下。

當這個動作變容易時，可以嘗試用高一點的桌子練習伏地挺身。只需把手放在

桌子邊緣，從頭頂到後腳
跟呈一直線，接著重複前
面動作，做10～15下。

 跪姿伏地挺身

當你覺得傾斜扶地挺身做起來很輕鬆時，便可以嘗試跪姿伏
地挺身。

這個動作會比靠牆壁和桌子的伏地挺身稍微難一點，因為你
需要開始習慣用手支撐更多身體重量。最重要的是要練習核心肌
群出力，吸氣到橫膈膜讓肚皮向外繃緊撐開，維持骨盆和腰椎的
穩定。

跪在地板上，手掌放在肩膀正下方與肩同寬，五根指頭張開，
中指朝正前方，手臂伸直，膝蓋彎曲90度，從頭頂到膝蓋形成一條
直線。

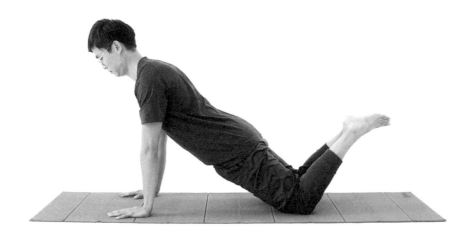

吸氣時，讓胸口慢慢下降，手肘與身體的夾角大約45度，直到胸口接近地面，手肘彎曲大約90度。

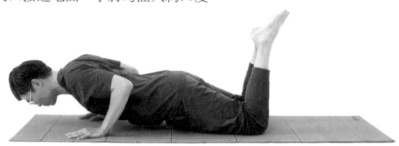

吐氣時，用力推地面讓手臂完全伸直，讓身體回到起始位置，重複進行這個動作8～10下。

當這個動作變得容易時，就可以嘗試進行離心版本的標準伏地挺身。

常見錯誤請留意

在做跪姿伏地挺身的過程中，需保持你的頭頂、髖關節、膝蓋的連線在一條直線上，避免手肘打太開、聳肩駝背，或是臀部翹太高的動作。

 難度三 **離心伏地挺身**

離心收縮指的是肌肉邊拉長邊出力，而向心收縮剛好相反，指的是肌肉邊縮短邊出力，所以離心伏地挺身是指做伏地挺身時，專注做下降階段，讓身體用最慢的速度下降到最低點，再用膝蓋支撐身體的方式回到起始位置。

這種讓肌肉離心收縮的訓練方式，可以更有效鍛鍊上半身的肌力，幫助你習慣用手支撐全身重量，是進入標準伏地挺身前的預備練習。

將手掌放在肩膀正下方與肩同寬，五根指頭張開，中指朝正前方，手臂伸直，腳尖撐地，從頭頂到腳後跟形成一條直線。

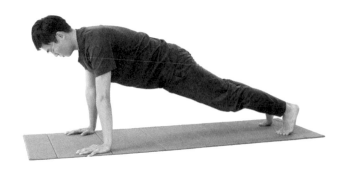

吸氣時，讓胸口慢慢下降，手肘與身體的夾角大約45度，直到胸口接近地面，手肘彎曲大約90度，當胸口靠近地面時，重心直接落到雙膝上。

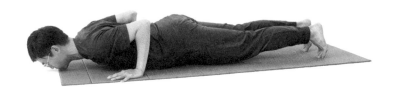

吐氣時，用雙膝支撐身體，雙手用力推地讓身體回到起始位置。重複進行這個動作8～10下。

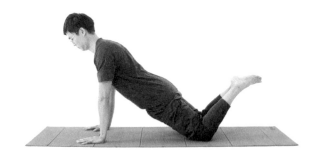

當這個動作變得容易時，可以嘗試進行標準伏地挺身。

標準伏地挺身

　　標準伏地挺身就是把離心和向心伏地挺身結合起來。你需要在身體下降到最低點時，用手的力量將身體推起回到起始位置，而不是用雙膝支撐身體。

　　剛開始即使只成功一、兩下也很好，重點請先放在動作的品質上而不是次數，等你越來越熟悉這個動作之後，再嘗試做更多次數，或者進行更進階的變化。

　　手掌放在肩膀正下方與肩膀同寬，五根指頭張開，中指朝正前方，手臂伸直，腳尖撐地，從頭頂到腳後跟形成一條直線。

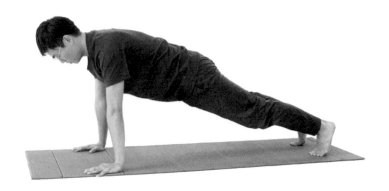

　　吸氣時，讓胸口慢慢下降，手肘與身體的夾角大約45度，直到胸口接近地面，手肘彎曲大約90度。

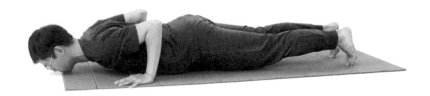

吐氣時，用力推地面讓手臂完全伸直，讓身體回到起始位置，重複進行這個動作6～8下。當這個動作變得容易時，如果想繼續提升難度，可以改變節奏，變成下去3秒，上來1秒，或試著做更多下。也可以用增加負重、綁彈力帶或進行其他進階動作來變化。

伏地挺身難度
一～四示範影片

難度五 # 伏地挺身變化式

當你學會標準的伏地挺身後，可以一直重複這個動作，循序漸進增加次數，直到能做30、40或50下伏地挺身。這個時候，你應該會感覺到上半身越來越強壯有力。

然而，只做同樣的動作，身體會逐漸適應同樣的刺激，對於肌力提升的效益會越來越低。在這種情況下，你可以選擇在身上增加負重，例如穿著負重背心或是放槓片。也可以嘗試其他伏地挺身變化式。這些變化式不僅會大幅增加訓練的強度，也可以讓你在鍛鍊中保持新鮮感，並且更有可能突破自我，達到更好的效果。

一、 手肘角度變化：改變手肘和身體的夾角，會有不同的感受，如果你想訓練三頭肌，你可以讓手肘向身體內側靠近，類似瑜伽的鱷魚式。

二、 手掌位置變化：改變手掌位置，可以訓練到不同的部位。如果你想訓練胸肌，可以將手掌放寬；你也可以將手掌放窄一

點，做大拇指和食指互相接觸的鑽石伏地挺身，這對三頭肌和胸肌的刺激都非常多。

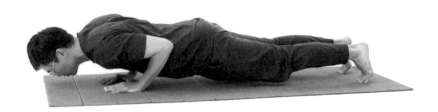

三、 **身體傾斜變化**：改變身體的傾斜角度，可以針對不同肌肉群進行訓練，提升全面的上半身力量。例如腳踩在凳子上，身體向下傾斜的伏地挺身，或者臀部翹高版本的派克伏地挺身。

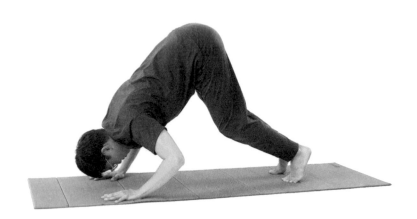

四、 **不對稱性變化**：手掌的不對稱性變化，可以訓練不同角度的肩關節和核心肌力，更全面的鍛鍊上半身的力量，適合進階一點的練習者。可以根據你想要訓練的肌肉群，改變手掌撐的位置，例如可以嘗試一手在地面上，一手放在旁邊的瑜伽磚上，這可以讓重量集中在同一隻手上，增加訓練的難度。

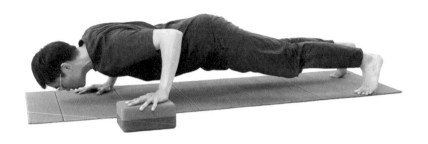

　　或是把一隻腳往旁邊抬起來的蜘蛛伏地挺身，這需要更多的腹肌力量，是很有挑戰性的動作。

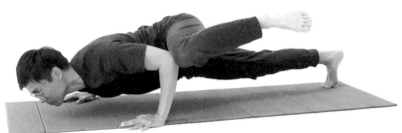

伏地挺身變化式
示範影片

手腕會痛的替代方案

　　如果你用手腕撐地板會痛的話，有可能是因為手腕屈肌比較緊繃，造成關節的壓力較大。有三種方法可以改善：

一、　可以讓手指朝外打開一點撐住
　　　地板，減少手腕關節壓力。

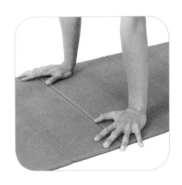

二、用伏地挺身的輔助器，或以握
　　拳的方式替代撐地的方式。

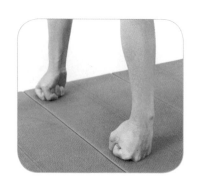

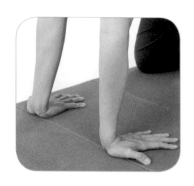

平常多做一些手腕暖身動作，
增進手腕的柔軟度。

不想做伏地挺身，可以怎麼練？

　　如果手腕真的無法
撐住，或者肩膀很無力
的話，可以利用彈力帶
來試試。

　　將彈力帶繞過身體
後方，從腋下穿出來，
做往前推的動作。

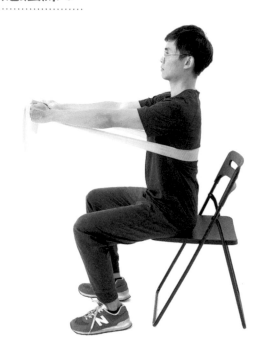

如果感覺兩隻手一起推很簡單，可以僅用一隻手拉兩條彈力帶向前推，再換手練習，也是很好的替代訓練方式。

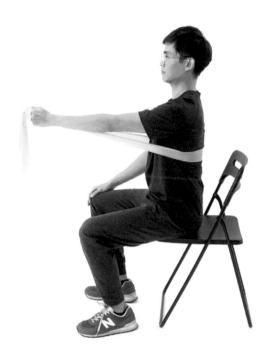

動作模式二：拉

　　比起「推」，「拉」這個動作經常被人忽略，在生活中卻不可或缺。從開門、拉抽屜、拉公車吊環到爬山攀岩，「拉」這個動作可以說是無所不在。無論你是運動愛好者或缺乏運動的上班族，增強上肢的拉力都非常重要。

　　增強拉力的好處非常多。首先，透過拉力訓練可以改善常見的圓肩和駝背的體態，並減輕肩頸壓力，對於長時間處於使用電腦工作的人來說，簡直是不良姿勢的解藥。

　　其次，拉力訓練能提升手臂及背部肌肉的力量，使日常生活中的各種動作變得更輕鬆，例如提菜籃、掃地、拖地等，強大的拉力會讓你活動起來更加得心應手。

　　拉力訓練還可以提升我們的運動能力，尤其是在需要大量上肢力量的運動，如攀岩、划船、球類運動等，效果尤其顯著。

　　有系統的拉力訓練不僅能鍛鍊肌肉，也能提高關節靈活度和身體協調力，並且能平衡過度使用「推」的力量所造成的肌肉不平衡。

提升拉力的方法

　　「拉」的動作本質是將物體拉近自己，主要依靠手臂和背部

的肌肉，特別是二頭肌、背部和肩胛骨內側的肌肉。

　　若想提升拉力，我們常會想到使用健身房的器材，如固定式滑輪或自由重量的啞鈴和槓鈴等。這些器材的優點是方便調整重量，使我們能循序漸進的增加負荷強度。但如果你希望隨時隨地進行拉力訓練，使用彈力帶或自身重量也是一種安全且有效的訓練方法。

　　以下兩種拉力訓練，對於上肢的拉力提升都有很大的幫助。

　　第一種較為基礎的拉力訓練是使用彈力帶。彈力帶的優點包括價格便宜、輕便易攜，且可隨時隨地進行訓練，學習效果快速。然而，其缺點是阻力會隨著彈力帶拉長而增加，較難控制重量。對於一些進階的訓練者來說，當他們追求最大化肌肉增長和力量提升時，即使是最高阻力的彈力帶也可能無法提供足夠的挑戰。

　　第二種拉力訓練較為進階，主要是利用自身體重進行訓練，需要良好的身體排列和身體控制能力。訓練方式有兩種，分別是反向划船和引體向上。優點是無需特殊器材，只要找到固定的杆子或單槓即可練習。缺點則是動作細節不容易掌握，尤其是引體向上對大部分的人來說，都需要較長的學習時間。

　　引體向上與反向划船的差異在於身體傾斜的角度。反向划船是水平方向的拉動，而引體向上是垂直方向的拉動；前者較為簡單，而後者則需要更多的闊背肌力量和身體的協調性才能完成。這兩種運動都可以同時鍛鍊到握力、背部、肩膀、二頭肌和核心肌群。

　　以下兩種拉力訓練分成五個難度，可以根據自己的能力循序漸進練習。

彈力帶拉力訓練

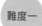 **彈力帶擴胸**

坐在椅子上，兩腳
與肩同寬，手臂伸直，
握住彈力帶兩端。

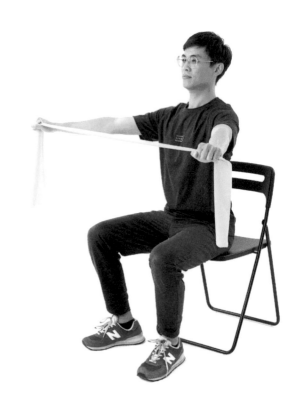

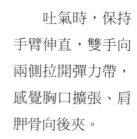

吐氣時，保持
手臂伸直，雙手向
兩側拉開彈力帶，
感覺胸口擴張、肩
胛骨向後夾。

吸氣時，緩慢
回到原點，重複動
作15～20次。

站立，背打直，上半身向前傾斜，臉朝下，雙手向兩側拉開彈力帶，感覺胸口擴張、肩胛骨向後夾。

難度二　雙手拉彈力帶

坐在地上，雙腳膝蓋微彎，彈力帶套在腳底。手臂伸直，雙手握住彈力帶兩端。

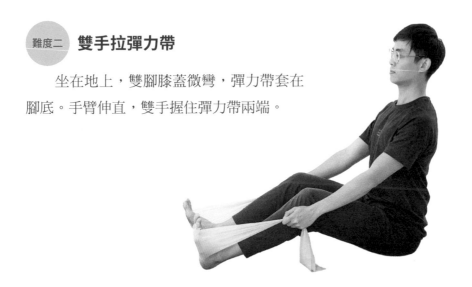

吐氣時，雙手拉住彈力帶，保持挺胸，脊椎延伸。把手肘往後收緊，肩胛骨向後夾。

吸氣時，手臂緩慢伸直回到原點，重複動作15～20次。

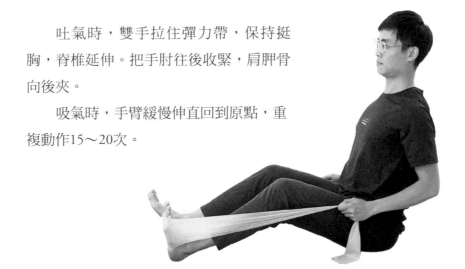

單手拉彈力帶

坐在地上，雙腳膝蓋微彎，彈力帶套在腳底，手臂伸直，左手同時握住彈力帶兩端。

吐氣時，單手拉住彈力帶兩端，保持挺胸，脊椎延伸。把手肘往向後收緊，肩胛骨向後夾。

吸氣時，手臂緩慢伸直回到原點，重複動作10～15次。之後換手操作。

單手拉彈力帶加上半身旋轉

坐在地上，雙腳膝蓋微彎，彈力帶套在腳底，手臂伸直，單手握住彈力帶兩端。

吐氣時，單手拉住彈力帶兩端，保持挺胸脊椎延伸，把手肘往後收緊，肩胛骨向後夾，同時把胸口轉向同側。

吸氣時，手臂緩慢伸直回到原點，重複動作10～15次。之後換邊操作。

彈力帶下拉

　　兩腳打開站立，身體微微向前傾。彈力帶固定在單槓上方，手臂伸直握住彈力帶兩端。

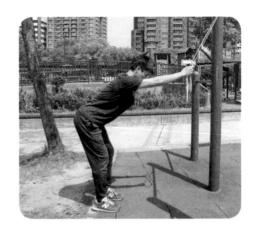

　　吐氣時，保持挺胸脊椎延伸，雙手向下拉，肩胛骨向後夾。

　　吸氣時，手臂緩慢的伸直回到原點，重複動作8～12次。

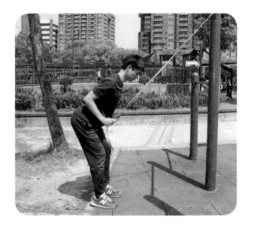

進階變化 直臂下拉，身體微微向前傾，手肘伸直把彈力帶往下拉。

彈力帶拉力訓練
示範影片

常見錯誤請留意
1. 拉彈力帶的時候勿聳肩。
2. 拉彈力帶時，肩關節勿過度向前移動。

自身體重拉力訓練

反向划船

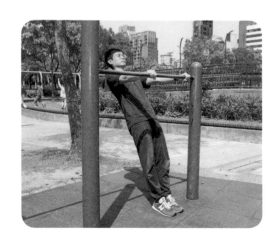

找一個低一點的單槓，確保它足以承受你的體重。雙手握住單槓，雙手距離比肩膀略寬一點，掌心朝前，手臂完全伸直。

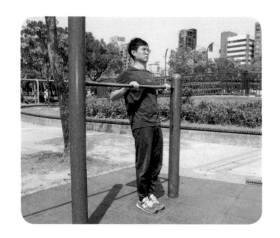

雙腳向前踩一小步，保持身體呈一直線並微微向後傾斜，腳掌踩穩地板。

吐氣時，用背部肌肉的力量，手肘向外張開約45度、向後收，把身體拉近杆子。在這個過程中，你應該能感覺到背部肌肉在收縮。當你的胸口接觸到杆子時，肩胛骨向後收緊，暫停1秒鐘，確保你的背部肌肉充分的收縮。

吸氣時，慢慢將手臂伸直，保持身體呈一直線，讓身體降回到原本的位置。在這個過程中，你應該保持背部肌肉持續收縮。

初學者可以先做10次，逐漸增加到15或20次。

進階變化 可調整腳掌踩的位置，腳越往前踩多一點，身體傾斜的角度會越大，操作起來難度更高。

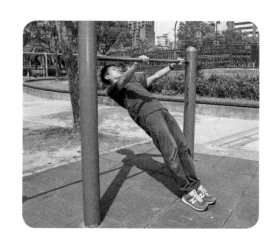

難度二 **單槓懸垂**

單槓懸垂的主要目的是訓練手的握力，讓手先習慣支撐自己的體重，對於握力的提升非常有效。

找一個和身高差不多高的單槓，腳可以先踩著地板，雙手握緊單槓，距離比肩膀略寬一點，掌心朝前。

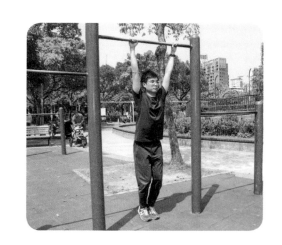

雙腳騰空離地，兩腳膝蓋彎曲，保持身體穩定不晃動，微微收肚子，肩膀放輕鬆。不聳肩，手握緊，盡可能維持懸吊在上面。

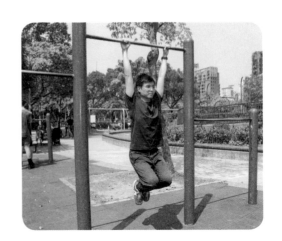

初學者可先以10秒為一組，連續吊3組，之後一次增加5秒，直到能撐到1分鐘。

難度三 輔助引體向上

對初學者來說，把自己的身體往上拉是很有挑戰性的動作。不只是女生，很多平常缺乏運動的男生也拉不上去。這主要是因為引體向上不僅需要握力，還需要強大的手臂、闊背肌，甚至是核心肌群的力量。

我們可以先利用彈力帶的幫助減輕整體的肌肉負擔，也比較容易學習如何發力。

雙手緊握單槓，比肩膀略寬一點，掌心朝前。使用較粗的環狀彈力帶（越粗越容易），將彈力帶一端固定在單槓上，先把一隻腳踩在彈力帶的另一端，另一腳再併攏。

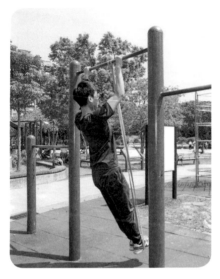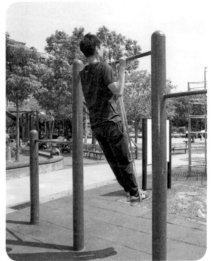

　　吐氣時，保持挺胸，把自己的身體向上拉起，直到下巴超過單槓。在這個過程中，需專注於將肩胛骨向下和向後收（這點非常重要），並嘗試將肘部向身體後方收縮。

　　吸氣時，以緩慢控制的方式讓身體下降回到原點。

　　不論你能做幾下，拉到快要完全沒力的前兩下就好。等練習到你能一次拉10～12下時，就可將彈力帶換更輕一點的，減少彈力帶支撐的重量，持續重複這個步驟練習。

難度四　離心引體向上

　　當你開始感受到該怎麼正確發力後，就可以試著把彈力帶拿掉。一開始你可能會發現還是沒辦法順利拉上去，原因在於彈力帶

往上到最高點時，它的彈力支撐會變小，而這是讓大部分人卡關的地方。我們可以練習利用肌肉離心收縮的方式，從最高點慢慢降下來，讓身體適應不同角度的發力感。

找一個比較矮一點的單槓，先讓雙腳屈膝離地。雙手緊握單槓，讓下巴超過單槓，盡可能保持肩胛骨向下和向後收緊，感覺肩胛骨的夾緊和背部肌肉的緊繃。

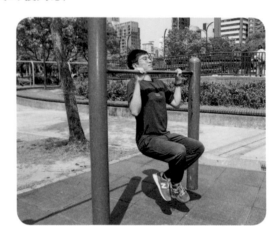

吐氣時，慢慢讓手臂伸直，身體降回到起始位置。這過程中須保持挺胸，讓核心肌群緊繃，避免聳肩、身體前後搖擺，或失去控制突然落下。你可以根據自己的肌力狀態來重複以上動作。

對初學者來說，降下來時大約3～4秒是比較好的開始，之後再逐漸增加下降的秒數。

難度五 標準引體向上

如果你感覺做離心引體向上很輕鬆，那就可以嘗試做標準的引體向上，即使一開始只有成功做到一下，也是很大的突破。

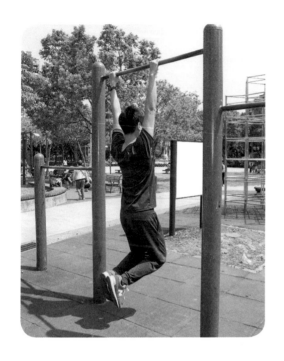

雙手緊握單槓，其距離比肩膀略寬一點。掌心朝前，雙腳離地，膝蓋彎曲。

吐氣時，把自己的身體向上拉起，直到下巴超過單槓。在這個過程中，專注於將肩胛骨向下和向後收，並嘗試將肘部向身體後方收縮。

吸氣時，以緩慢控制的方式讓身體下降回到原點。

常見錯誤請留意

1. 往上拉的時候，請勿出現聳肩。
2. 拉到單槓上時，下巴勿向前凸。

自身體重拉力訓練
示範影片

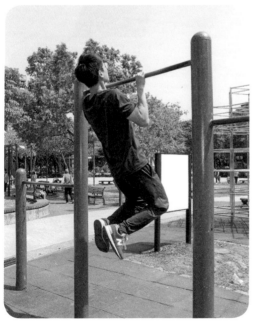

感受不到背肌怎麼辦？

　　這個動作是利用牆壁來增加我們的本體感覺回饋，讓你更可以知道身體的位置，並增加背肌的感受度。

　　背靠牆，讓後腦勺、上背、臀部貼著牆壁，腰部只留一點小小的空隙。
　　下巴水平向後收，雙手平舉90度，手肘往後貼牆，肋骨不外翻，感覺肩胛骨往後收緊。

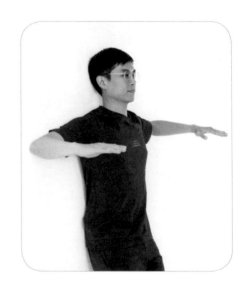

　　前臂向上翻貼住牆面，手背也盡量貼緊。
　　如果這動作操作起來覺得很輕鬆，可以讓手臂貼著牆壁，沿著斜上方45度打開伸直，感受背肌的力量，再收回來。

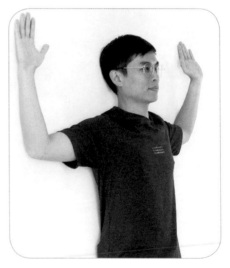

動作模式三：蹲

在日常生活中，我們每天都在做各種蹲的動作，例如打掃環境、穿鞋、上廁所時，幾乎都會蹲下來。大部分的運動員如足球、籃球、跑步選手，也會定期做各種深蹲類型的運動訓練，以提升運動表現。

深蹲被廣泛認為是增強下肢肌力、提升核心穩定性及運動表現的最佳選擇。

深蹲不僅是多關節動作，能夠有效訓練到大腿前側的股四頭肌、大腿後側的股二頭肌和臀大肌，還能加強腹部和背部等核心肌群，進而提升脊椎穩定度和身體的協調性。如果只能挑一個動作來提升肌力，毫無疑問就是「深蹲」了。

「蹲」的本質是彎曲髖關節、膝關節和踝關節這三處，如果蹲得越低，就需要更大的髖關節、膝關節和踝關節角度，也能使用到更多肌肉，這意味著你能產生更大的力量，身體更靈活。

記得小時候在鄉下的奶奶家住，那是一個老舊的三合院，家裡只有蹲式馬桶，所以蹲下來上廁所是每天的基本動作，就算是高齡80歲的奶奶也不例外。她也時常會蹲下來做事，無論是在田裡種菜或是在水圳旁洗衣服，對她來說都只是家常便飯，到了晚年她的膝蓋也沒有什麼狀況。

隨著現代生活便利，我們更依賴各種現代化的設施，而蹲式

馬桶就是一個逐漸被我們淡忘的東西。在長期使用坐式馬桶的情況下，我們的身體逐漸習慣這種模式，這也讓我們蹲下的機會越來越少，越來越不會蹲，而我們可能從未察覺到這些身體變化。

「蹲」其實是很自然的動作，我們從嬰兒時期開始在地上爬行，然後為了探索這個世界，從地板站起來的過程中，就一定會用到蹲這個動作，這是每個人天生就會的事。然而現在的我們往往在椅子上坐一整天，忙著讀書、考試、工作，就連上廁所也是坐著的。久坐也導致關節緊繃、肌肉無力等問題。

諷刺的是，我們現在還得為了重新找回蹲的能力，去健身房透過各種蹲的訓練來提升身體靈活性和肌力。

深蹲傷膝蓋？

即使蹲有這麼多好處，有許多人仍然認為「深蹲會傷膝蓋」，或糾結於「深蹲時，膝蓋不應該超過腳尖」。

目前還沒有直接的研究證據指出「深蹲會傷膝蓋」。根據我個人的教學經驗，大部分會傷到膝蓋通常不是因為深蹲本身，而是使用了錯誤的動作技巧，或是有其他關節和肌肉緊繃的問題所造成的。舉例來說，有很多腳踝或髖關節緊繃的人，在深蹲時容易出現膝蓋內夾的情形，這時候只要稍微把後腳跟墊高，或是放鬆緊繃的肌肉，便能輕鬆蹲下。

另一個常見的迷思是「膝蓋超過腳尖會傷膝蓋」。我個人推測會出現「深蹲時膝蓋不要超過腳尖」這樣的指導語，是因為有些人蹲下時，只要膝蓋不超過腳尖，膝蓋的疼痛就消失了，這是一種出於善意的快速解決辦法，但並非長久之計。

通常我們蹲得越深，為了維持重心的平衡，最後膝蓋還是會超過腳尖，加上每個人的大腿骨和小腿骨長度比例不同，股骨頸（大腿骨）的形狀和角度也不同，這都會影響到深蹲時膝蓋是否會超過腳尖。有些人腿比較長，如果限制膝蓋不超過腳尖的話，就必須讓上半身更向前傾，這樣的方式未必是最有效率的姿勢。仔細觀察頂尖舉重選手蹲到最底時，他們的膝蓋往往會超過腳尖，這是因為他們了解如何用最有效率的方式舉起最大的重量，並不代表他們的膝蓋就會因此受傷。

　　因此，超過腳尖與否並不是膝蓋受傷的主要原因，我們更需要關注的應該是「髖關節、膝蓋、腳踝」這三個關節有沒有平均的活動，如果有做到，那就是一個理想的深蹲。

　　我們的膝關節、髖關節和踝關節都各自合理的關節角度，每個人的角度有點不同，有的人髖關節外轉天生大一點，有的人小一點；有的人踝關節背屈大一點，有的人小一點，這些關節的角度是需要定期「維護」的。我們的身體有著「用進廢退」的特質，一旦不常常去使用全範圍的角度，就會逐漸失去完整的活動範圍和肌肉力量。

　　這都是在不知不覺中發生的事，你可能會定期做全身健康檢查，但肯定不會定期檢測自己的關節角度是否正常，只有當無法輕鬆做到某些事，像是蹲馬桶感到很吃力時，才會驚覺自己的關節緊繃或肌肉無力。透過深蹲這個動作，也是檢測自己的關節和肌肉是否健康的一種方式。只要你能隨時保持蹲的能力，就能維持身體的靈活度。

　　不論你目前的體能狀況如何，一定都能找到適合自己的難度來練習蹲，並從深蹲或蹲的各種變化中得到效益。由於每個人的生理

結構不同，深蹲的標準姿勢也會因人而異，包含身體前傾的角度、兩腳站的寬度、腳尖向外轉的角度等等，都是可以調整的，只要你蹲得下去、蹲得輕鬆、蹲得自然，就是好的深蹲。

以下按照難易度設計了五個蹲的訓練，分別是由坐到站、深蹲、弓步蹲、後腳抬高蹲、單腳蹲，你可以根據自己的能力循序漸進練習。

由坐到站

由坐到站這個動作適合所有年紀和體能狀態的人，即使是肌力較弱的年長者，也可以從最簡單的動作開始練習。

選擇一張不太低的椅子坐著，雙腳平放在地面，使膝蓋大約形成90度角，想像自己在量身高，感覺脊椎延伸，雙手抱胸。保持背部挺直、上半身微微向前傾斜，直到頭頂超過腳尖。

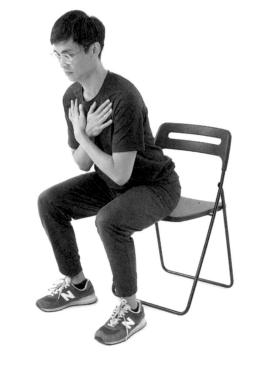

接著雙腳出力蹬地站起來，再以3秒鐘慢慢坐下。

從一組10下開始，做3組，接著每組提高2下，直到能一次做到20下。

進階變化一 　當你能輕鬆完20下時，可以試著改變動作的節奏，臀部輕輕碰到椅子後就立刻站起來。

進階變化二 　坐在椅子上，一腳在前、一腳在後站起來。前腳腳尖提起來，用後腳的力量站起來，兩腳的距離越大就越困難。

進階變化三 　坐在椅子上，一隻腳向前提起來，用後腳的力量站起來。

如果由坐到站對你來說有點困難，你可以在椅子上面放個墊子，墊高之後會比較容易操作，或者可以將雙手向前伸出去，等身體平衡好之後再站起來。

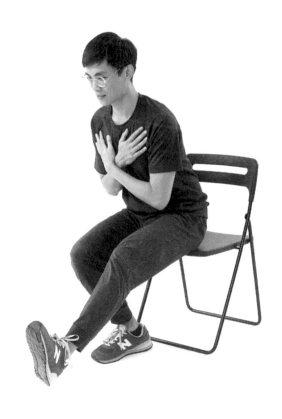

由坐到站
示範影片

常見錯誤請留意

避免身體沒有向前微傾就直接站起來，或是坐下的速度過快，臀部直接坐到椅子上。

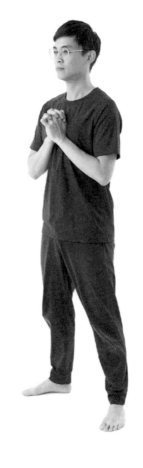

深蹲

　　深蹲要注意的細節是，想像臀部是向後並向下要坐椅子的動作。將背打直，膝蓋對準腳尖方向，將重心放在腳掌中間。你可以先從一組10下開始練，做3組，慢慢一組增加2下，直到你能一組做到20下深蹲後，就可以進到下一階段，或是加點重量繼續練習。

　　雙腳打開與肩同寬，腳尖微微向外，雙手抱胸。

　　深吸一口氣，繃緊你的核心肌群，將臀部向後、向下移動，想像自己坐椅子上一樣。

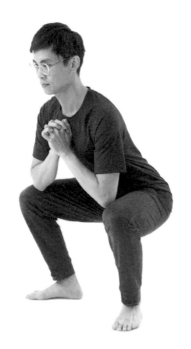

　　保持背部挺直，膝蓋對準腳尖大約第二根指頭的位置，將重心放在腳掌中間，蹲下到大腿與地面平行或更低為止。

　　吐氣時，感覺用全腳掌的力量蹬地站起來，回到起始的位置。從一組10

下開始，進行3組，每組再增加2下，直到能一次做20下後，就可以試試看深蹲的進階變化式——相撲蹲，或者是進到下一個階段——弓步蹲。

進階變化 如果基本深蹲對你來說很輕鬆的話，可以試試看寬站姿的相撲蹲，把大腿往外打開，膝蓋和腳尖同時往外轉45度，上半身微微向前傾，這個動作對於臀肌和大腿內收肌的刺激更多。

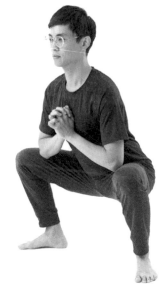

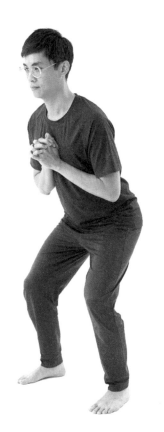

如果你對深蹲不太有把握，可以從左圖的迷你蹲（不要蹲太深）開始練習，再慢慢增加蹲的深度。

常見錯誤請留意
1. 蹲下時，膝蓋勿過度往內夾或先往前推。
2. 蹲下時，臀部勿過度向後推。

深蹲＋迷你蹲
＋相撲蹲示範影片

弓步蹲

　　弓步蹲這個動作，兩腳站的姿勢是不對稱的。由於把重量放到前腳多一點，除了可以更有效加強下肢肌力，也可以練到比較多的平衡感，對於提升走路、跑步、登階等動作都非常有幫助。

　　雙腳站立與肩同寬，身體挺直，目視前方。一腳向後跨一小步，骨盆朝正前方。前腳的膝蓋對齊腳尖大約第二根指頭的位置。

　　後腳膝蓋微彎，後腳尖著地，後腳的腳跟提起，腳跟朝正後方，重心在前腳和後腳的比例大約6：4。

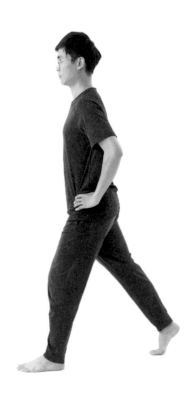

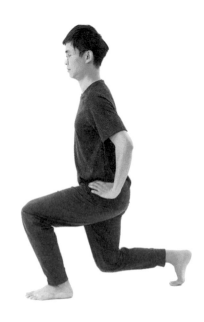

　　吸氣時，想著前腳的臀部向下坐，蹲到前腳的大腿大約與地面平行，同時後腳的膝蓋接近地面（也可以放一個瑜伽磚在膝蓋下方），過程中須保持脊椎延伸拉長、不駝背，核心出力繃緊。

　　吐氣時，前腳的腳跟往下用力踩，將身體推回到起始的站立姿勢，後腳的腳跟不落地。

從一組8下開始，做3組，隨著肌力的進步，慢慢每組增加1～2下，直到一組能做到20下。

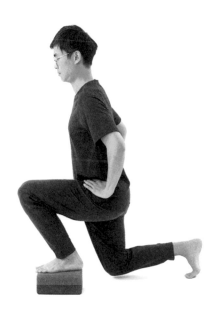

進階變化 如果蹲下去感覺很簡單，可以在前腳下方用瑜伽磚墊高，增加前腳蹲下去的幅度以提高難度。

但如果蹲下去感覺後腳的膝蓋有點壓力的話，就先不要蹲太深，慢慢練習。

常見錯誤請留意
1. 上半身勿過度向前傾。
2. 臀部勿向側邊歪斜。
3. 蹲下時，膝蓋勿過度往內夾。

後腳抬高蹲

接下來難度增加到「後腳抬高蹲」動作，也叫做「保加利亞分腿蹲」，這是弓步蹲的進階版本，需要更多單腳平衡的能力，對於大腿和臀部的肌肉也有更多的刺激。

請準備一個凳子或椅子放在你的後方，站立的位置與椅子的距離大約是你小腿的長度。將重心放在前腳，後腳的腳背放在椅子

上，前腳和後腳的重心分配比例大約是8：2。

這時請踩穩腳底的三個點：大拇趾球、小拇趾球、後腳跟，這對於平衡來說很重要。

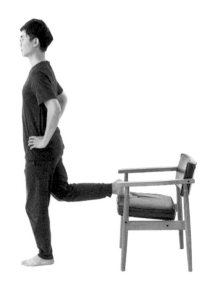

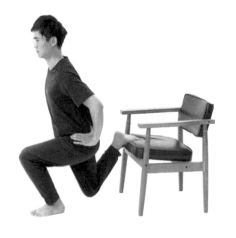

吸氣時，保持脊椎延伸拉長，臀部向後、向下坐，想像你要坐在椅子一樣，重心仍然要保持在前腳上，身體微微向前傾斜，蹲到前腳大腿大約平行地板的位置。

吐氣時，感覺前腳的腳跟往下用力踩，將身體推回到起始的站立姿勢。

從一組6下開始，做3組，隨著肌力的進步，每次慢慢增加1～2下，直到你可以一次做15下。

進階變化 如果你覺得蹲下去很簡單，可以把前腳墊高，增加前腳蹲下去的幅度。但如果蹲下去有點吃力，先不要蹲太深，再慢慢練習即可。

常見錯誤請留意

1. 蹲下時，膝蓋勿過度往內夾。
2. 蹲下時，臀部勿向側邊歪斜。
3. 蹲下時後腳勿出力過多導致挺腰。

單腳蹲

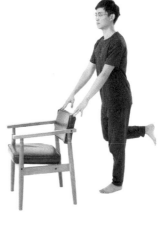

單腳蹲是最具挑戰性的蹲姿變化，這動作不僅需要絕佳的平衡感，也要依賴強大的單腳肌力。

先找一個穩固的物體，例如椅子或桌面。手先扶著椅子，把重心放在一隻腳上，抬起另一隻腳，膝蓋向後彎曲。

踩穩腳底的大拇趾球、小拇趾球、後腳跟這三個點，這對於平衡來說很重要。

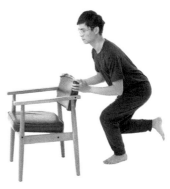

吸氣時，保持脊椎直立，臀部向後、向下坐，想像你要坐在椅子一樣，蹲到你的大腿大約與地面平行，或者你覺得舒適的位置。

吐氣時，感覺腳跟往下用力踩，將身體推回到起始的站立姿勢。

從一組5下開始，做3組，隨著肌力的進步，每次慢慢增加1～2下，直到你可以一次做10下。

進階變化一 如果蹲下去感覺很簡單，可以在後腳膝蓋下方放一個瑜伽磚，後腳膝蓋往後伸，一碰到地板或瑜伽磚就站起來。

進階變化二 如果蹲下去很穩，可以不扶椅子做單腳蹲。

常見錯誤請留意

1. 蹲下時，膝蓋勿過度往內夾。
2. 蹲下時，臀部勿向側邊歪斜。

弓步蹲＋後腳抬高蹲
＋單腳蹲示範影片

19

動作模式四：髖

髖關節的健康對於任何年齡的人來說都非常重要，特別是中老年人，時常可以在臨床上看到因跌倒造成股骨頸（髖關節）骨折而長期臥床的例子。不僅如此，長期的關節緊繃或無力，也是許多人膝蓋或腰部痠痛問題的原因。

髖關節是一個複雜的球窩關節，由骨盆的髖臼（深窩）和股骨頭（球形結構）組成。它不僅負責支撐我們的體重，還能在運動中提供廣泛的活動範圍。由於球窩關節的特殊結構，使得我們的大腿能夠在多個平面上進行運動，包括彎曲、伸直、內轉、外轉、展開和內收。

髖關節周圍具有人體最強大的推進器——臀大肌，使得我們在做各種動作時如魚得水，不僅可以做前後線性的走路或跑步，還可以做出側向跨步和舞蹈或球類運動中的旋轉動作。

雖然所有蹲的訓練動作中都會使用到髖關節，然而髖關節的位置位於骨盆的深處，並不像膝關節或腰椎一樣容易感受到，自然也時常被我們忽略。因此常見許多人在蹲下時，並沒有善用髖關節，而是優先使用膝關節，或是在搬重物時沒有善用髖關節，而是使用過多的腰椎。這些動作長期下來都可能造成膝蓋或腰椎的勞損。

將髖關節獨立出來訓練，並不是以提升最大肌力為目的，而是要強化髖關節的活動度和穩定度，進而緩解生活中的肌肉痠痛等

問題，也可以預防老年人跌倒，或是提升各種運動的運動表現。

　　髖關節訓練就像是一把開啟運動能力的鑰匙，透過循序漸進的練習，就像是在為自己打磨一把好用的鑰匙，可以大幅提升你的運動能力。

　　以下提供了五種可以鍛鍊髖關節的運動，包括臀橋式、蚌殼式、髖絞鍊、髖旋轉和髖飛機。每種運動都有進退階動作，你可以根據自己的身體狀況和能力進行調整。

臀橋式

　　臀橋式這個動作看起來雖然簡單，但其實有很多的變化，除了常見的雙腳臀橋式外，還包括踏步臀橋式、腿後臀橋式、單腳臀橋式等等。這些變化不只能訓練臀部的肌肉，也能訓練到核心肌群，幫助提升髖關節和腰椎的穩定性，對於初學者來說是非常好的起點。以下介紹臀橋式的基本動作和變化式。

● 基本臀橋式

　　躺在瑜伽墊上，腳掌平放在地面上與臀部同寬，膝蓋彎曲靠近臀部，手臂放在身體兩側，掌心向下，肩膀脖子放輕鬆。

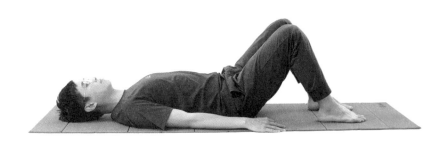

吸氣預備，吐氣時雙腳腳底往下踩，抬高臀部，直到膝蓋、臀部和肩膀形成一條直線。

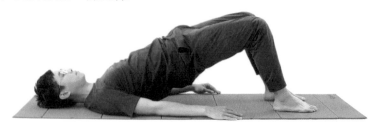

　　吸氣保持這個位置1～2秒鐘，然後吐氣慢慢降低臀部回到起始位置。每組重複15～20下，做3組。

● 進階變化一：分腿臀橋式

　　從雙腳擺放平行的位置，改成一腳在前、一腳在後。前腳腳尖勾起來，主要用後腳的力量把臀部抬起來。每組重複10～15下，做3組。

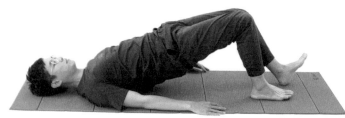

● 進階變化二：踏步臀橋式

　　把臀部抬起來後，保持骨盆和腰椎不晃動，其中一隻腳輕輕抬起，先從離地5公分開始，放下之後換另外一腳抬起來，就像是在原地踏步一樣。如果感覺很輕鬆，就可以把大腿抬到90度做原地踏步。兩腳各踏10下，做3組。

● 進階變化三：腿後臀橋式

　　雙腳的位置離臀部遠一點，可以刺激到更多大腿後側肌群。
每組重複10～15下，做3組。

● 進階變化四：單腳臀橋式

　　這是最進階的版本，在進行單腳臀橋式時，先把一腳膝蓋彎
曲90度抬起來，只用另一腳的力量把臀部抬起。這樣的動作可以更
深度的訓練臀部和大腿後側的肌肉。記得要保持腰部和腿部在同一
條直線上，避免腰部過度彎曲。每組重複10～15下，做3組。

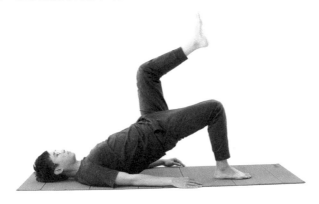

● 退階變化：捲腹臀橋式

　　如果你做臀橋式時感到腰很容易痠，可能代表臀部和腹部肌
群沒有出力。你可以讓腳跟靠近臀部一點，先收小腹，感覺整個腰
椎貼著地面，然後一節一節的往上捲起來，目的是先啟動核心肌
群，避免過度挺腰。

臀橋式示範影片

蚌殼式

蚌殼式是非常重要的臀部和髖關節訓練動作，尤其對臀中肌非常有益，有助於增強髖關節的穩定性。這個動作可以增強髖關節周圍的肌肉，改善髖關節的活動範圍，以及預防膝蓋的運動傷害。

接下來介紹蚌殼式的基本動作和變化。

● 基本蚌殼式

側躺在瑜伽墊上，雙腿彎曲，腳跟疊在一起，身體到腳跟呈一直線，頭部可用下方的手臂支撐，保持腰部和地面一點空隙。

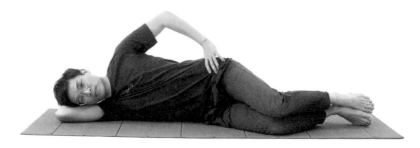

吸氣預備，保持腳跟相連，吐氣時慢慢把上面的膝蓋往天花板抬起，直到你的最大範圍，過程中盡量維持骨盆和腰椎不動。

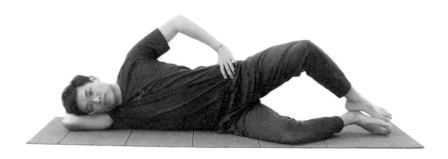

吸氣保持這個位置1～2秒鐘，感受臀部外側的肌肉出力。吐氣慢慢將膝蓋降低回到起始位置。每組重複10～15次，左右各做3組。

● 進階變化一：使用彈力帶

　　和基本蚌殼式的起始姿勢相同，但在膝蓋外側套上彈力帶，打開膝蓋時感受臀部外側出力。每組重複10～15次，左右各做3組。

● 進階變化二：側騎腳踏車

　　把上面的腳抬起來，膝蓋保持彎曲90度，維持膝蓋、腳踝和骨盆同高，在這個平面上做起踩腳踏車的動作。但往後踢的時候要避免過度挺腰。每組重複8～10次，左右各做3組。

退階變化　如果感受不到臀部有在出力，可以讓大腿往後的角度多一點。

蚌殼式示範影片

髖鉸鍊

　　不管是運動員、舉重選手或銀髮族，都必須學習髖鉸鍊的動作。這不僅能讓我們更好的利用髖關節的力量，減少過度使用腰椎的習慣，對於增加大腿後側的柔軟度也非常有幫助。

要做出良好的髖鉸鍊，就必須知道骨盆是如何運動的；換句話說，要學會找到骨盆中立的位置。

你可以把手放在骨盆上，把骨盆想像成一個裝滿水的水盆。當骨盆前傾時，水會往前流出。當骨盆後傾時，水會往後流出。而所謂的「骨盆中立」，就是在骨盆前傾和後傾的中間，也就是讓水保持在靜止的狀態。當你學會找到骨盆中立的位置後，就能不動到腰，而是以髖關節為支點來進行髖鉸鍊動作。

接下來是髖鉸鍊的基本動作和變化。

● 基本髖鉸鍊

採站立姿勢，雙腳與肩同寬，膝蓋微彎，找到骨盆中立的位置，想像有一根棍子放在背後，讓後腦勺、背部及尾椎骨三個點都貼著棍子，這時候腰椎應該只有一點小小的空隙。

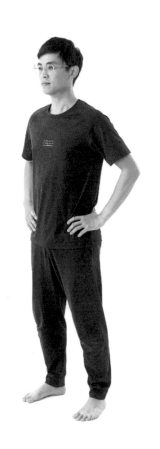

將臀部向後推，上半身向前傾斜，想像用你的上半身和大腿夾住手掌，直到感覺大腿後側肌肉被拉緊，此時就是你的極限位置，在這個位置維持1～2秒。過程中都要保持三個點（後腦、背部及尾椎）與棍子接觸，骨盆維持中立。

慢慢站回起始位置。每組重複20次，做3組。如果能維持脊椎在中立的位置，就不需要真的拿棍子貼在背後練習。

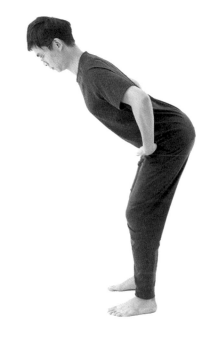

常見錯誤請留意
1. 避免過度彎腰。
2. 避免過度挺腰。

● **進階變化一：分腿髖鉸鍊**

一隻腳先向後踩一小步，後腳腳尖輕點地板，重心放在前腳，保持膝蓋微彎，按照基本髖鉸鍊的步驟做出分腿髖鉸鍊的動作。

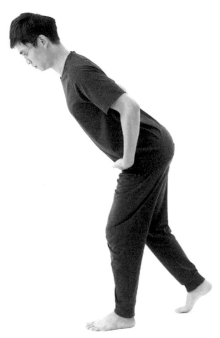

● 進階變化二：單腳髖鉸鍊

前腳踩穩，後腳向後延伸踢出去，腳尖朝地板，按照基本髖鉸鍊的步驟做出單腳髖鉸鍊的動作。

如果單腳平衡感較差，可以先扶著椅子，或是做後腳踢牆壁的練習。

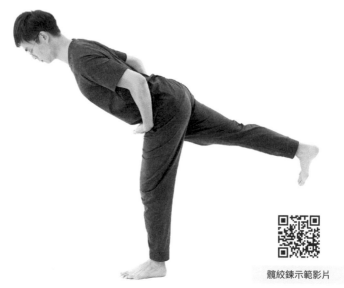

髖鉸鍊示範影片

髖旋轉

上一個練習的髖鉸鍊是屬於矢狀面的動作，但由於髖關節是一個球狀關節，天生具備良好的靈活度，可以做三個平面的動作，所以除了要做髖鉸鍊之外，也必須鍛鍊水平面和冠狀面的動作，譬如大腿的外展和內收，以及內轉及外轉。

我們可以利用旋轉的動作來充分使用髖關節，提升髖關節的靈活度。以下是髖旋轉的三個動作練習，分別是抬腿開門、消防

栓、髖繞圈。

　　做這些動作時，你可能會感受到平常比較沒有在使用的肌肉，對於髖關節不同角度的力量開發非常有幫助。

抬腿開門

　　單腳站立，把另一隻腳向前抬起，大腿和地面呈平行，保持上半身朝正前方。維持大腿的水平高度，將大腿往旁邊打開到最大，就像開門的動作一樣，開到最大時就放下來。

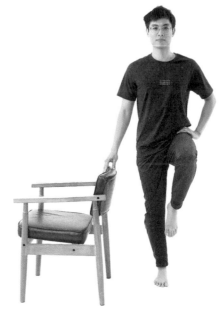

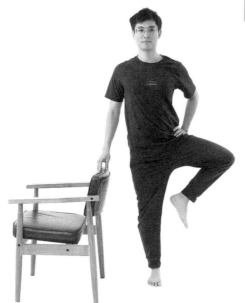

把大腿從側邊抬起來到90度，維持水平的高度，往前回到前方原本的位置，就像關門的動作一樣。

　　將大腿放下即結束一次動作。每組重複10～12次，左右各做3組。

● 消防栓

　　單腳站立，另一隻腳膝蓋彎曲90度，往側邊抬起來，直到感覺上半身快要向側邊旋轉就停下來。上半身須保持向正前方，維持1～2秒，可以感覺到臀部外側痠痠的，再把腿放回來，這個動作就像是小狗對著消防栓撒尿，因此有這個名稱。每組重複10～12次，左右各做3組。

● 髖繞圈

　　剛開始可以先扶著椅子，單腳站立，把另一隻腳向前抬起來，大腿和地面呈平行的位置，保持上半身朝向正前方，維持大腿水平的高度，把大腿往旁邊打到最開。

　　維持膝蓋的高度，慢慢把腳踝向天花板的方向轉上去，過程中盡量維持骨盆不動，你應該可以感覺到臀部在燃燒。

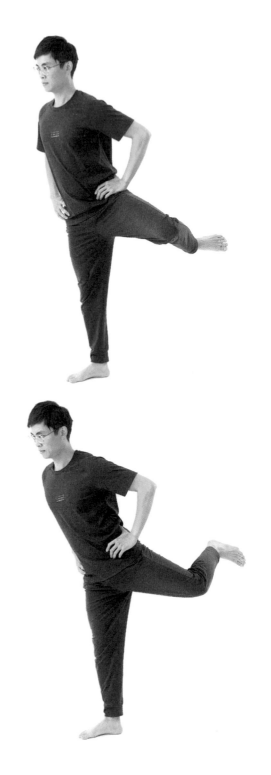

慢慢向後踢，盡量維持腳踝和膝蓋的高度，直到踢到最後的角度極限後，慢慢放下來。

反方向繞回來。每組重複6～8次，左右各做3組。

髖旋轉示範影片

髖飛機

上一個練習的髖旋轉是屬於開放鍊的動作，也就是鍛鍊抬起來的那隻腳，關鍵在於保持「身體不動，大腿活動」。而髖飛機是屬於閉鎖鍊的動作，也就是鍛鍊站立的那隻腳，關鍵在於保持「站立腳不動，身體活動」。你可以想像你的髖關節是一顆球，球上放著一個碗，現在要讓「球不動，移動碗」。

髖飛機除了針對常用到的臀大肌、臀中肌之外，還針對臀部深處的六塊肌肉（稱為髖關節外旋肌）。或許你的身體很習慣深蹲或弓步蹲，但這都是屬於矢狀面的動作，而髖飛機訓練剛好可以補足深蹲或弓步蹲練不到的其他角度。

以下是兩個方向的髖飛機練習，分別是水平面髖飛機和垂直面髖飛機。

● 水平面髖飛機

單腳站立，雙手平舉或者扶著椅子，另一隻腳往後踢做單腳髖鉸鍊的動作。

保持站立腳不動，腳尖朝正前方，另一隻腳向右後方延伸。

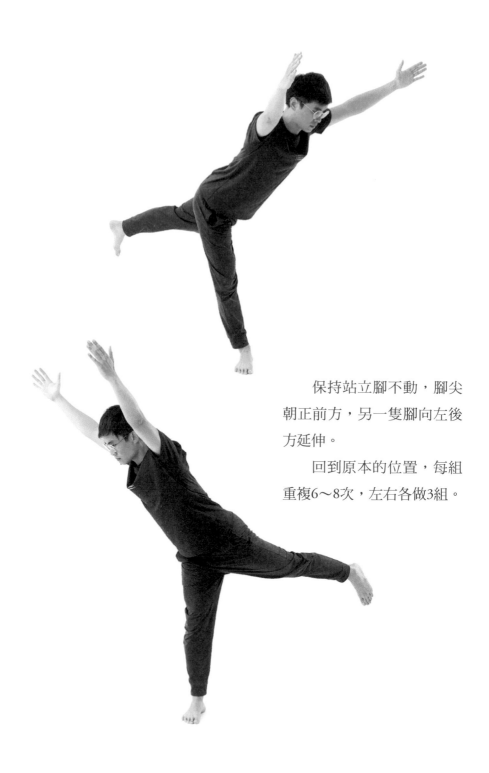

保持站立腳不動，腳尖
朝正前方，另一隻腳向左後
方延伸。

回到原本的位置，每組
重複6～8次，左右各做3組。

● 垂直面髖飛機

　　單腳站立，另一隻腳往後踢做單腳髖鉸鍊的動作，一手可以先扶著椅子，另一隻手插腰。

　　保持站立腳不動，腳尖朝前，一手扶著椅子，把往後踢的那隻腳和上半身當作一個整體，一起慢慢的往外轉，插腰的手舉向天花板，這時身體會朝向側面。

　　慢慢把身體轉回正面。

　　對側的手可以扶椅子，身體和後腳腳尖轉向站立腳。

　　慢慢把身體轉回正面。每組重複6～8次，左右各做3組。

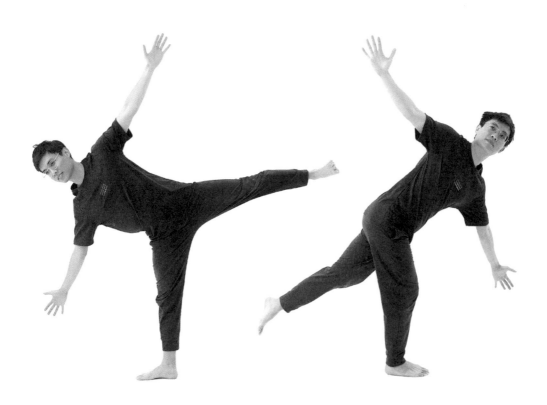

● 退階變化式一：髖外轉

　　如果覺得單腳站立往外轉很困難，可以先從瑜伽動作的「勇士2」開始練習。

　　將雙手平舉，兩腳打開比肩膀寬一些，右大腿先向外轉90度，膝蓋與腳尖同方向。

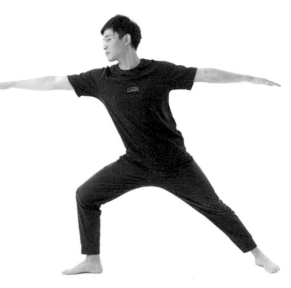

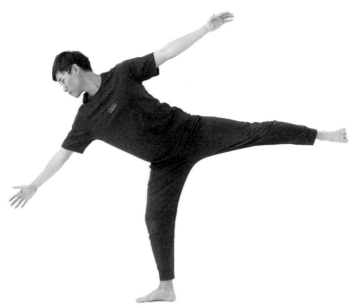

　　另一隻腳從側邊抬起來，直到與地面平行的位置，保持單腳站立平衡。

　　慢慢將身體轉回正面。每組重複6～8次，左右各做3組。

● 退階變化式二：髖內轉

如果覺得單腳站立
往內轉很困難，可以先
從瑜伽中的「扭轉側角
式」開始。

一腳前一腳後，前
腳膝蓋微彎，後腳膝蓋
伸直，一手也可以扶椅
子，另一手舉向天花板，
慢慢把身體轉向前腳。

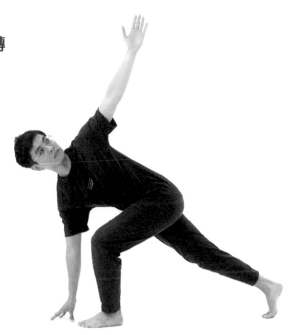

感覺腳底踩穩
後，慢慢把後腳離
開地板，後腳腳尖
轉向站立腳。

慢慢把身體轉
回正面。每組重複
6～8次，左右各做
3組。

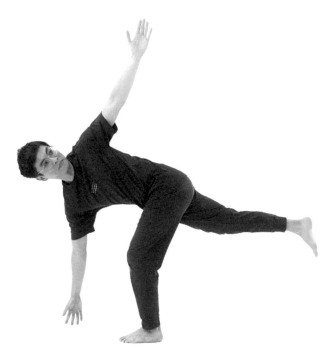

髖飛機示範影片

動作模式五：移

人類是少數能用兩隻腳站起來移動的動物，我們的祖先在演化過程中發展出直立行走的能力。這種移動方式減少了身體與地面的接觸面積，需要更好的平衡和協調能力，還需要內耳結構、視覺和肌肉本體感覺的協調工作，才能幫助我們在移動的過程中維持動態平衡。

儘管如此，靠雙腳移動也有很大的好處，就是可以節省更多的能量，讓我們走路更省力，雙手也能自由的做其他事情。

這裡所謂的「移」，指的是身體重心的轉移，不論是運動場上的各種運動，或是走路、跑步、跳躍、攀爬，甚至是從地板起身，都脫離不了身體上下、左右、前後等方向的重心轉變。

因此，移動可以說是個人整體運動能力的展現，不論是運動員或年長者都需要移動，差別只在於運動員可以任意變換速度和方向，他們具備隨時加速、減速、急停，甚至是側向和跳躍的能力。

然而，對年長者來說，這些能力也同樣重要，譬如說平時需要加速通過馬路，或者是遇到突然來車需要立刻停止移動，以避免被車撞到，又甚至是在快要跌倒時，能夠在最快的時間內把身體的重心找回來。

移動訓練可以整合其他能力

　　移動是所有人一輩子的必修課，而走路就是最簡單的移動方式。透過腳底足弓的彈性，我們可以不斷重複一樣的動作模式也不會覺得累。

　　由於走路是一個線性的移動，並沒辦法有效提升其他面向的移動能力，當面臨環境變化或需要用到比較複雜的動作時，就顯得格外吃力。譬如在熙來攘往的人行道上，平衡感較差的長輩可能就會怕被撞到而走得膽戰心驚。另外有些關節較緊繃和肌力不足的人，沒辦法輕鬆坐到地板上或站起來，這些身體限制都會讓我們移動的選擇越來越少，而一旦每次都只用單一的模式移動，身體便會開始僵化。

　　因此，加強移動能力的訓練，對於提升日常生活品質或運動表現，都有極大的幫助。有別於原地做的肌力訓練，我們也應該嘗試用各種不同的方式移動身體，讓身體學習如何轉移重心，幫助大腦建構出不同的動作模式，在面對不同環境時，就能夠發揮出身體最大的潛力。

　　在之前的章節中，我們建構了基本的呼吸、核心、肌力和髖關節的動作訓練，而在這個章節中，我們會嘗試把之前的動作也整合起來，讓你可以使用不同動作策略，更能靈活運用身體。

　　舉例來說，在上下階梯時，可以嘗試使用更多髖鉸鍊或側向移動的方式來增加髖關節的使用；從地板起身時，可以使用不同的姿勢站起來，或是練習不用手的協助，僅靠腿部力量站起來。跳躍時，可以嘗試以一腳為軸心，另一腳向外側跳躍，訓練側向的爆發力、協調力和平衡感；在地板移動時，嘗試不同的爬行方式，不僅

可以訓練手腳並用的能力，也能強化核心肌群的穩定性。

　　以下設計了五種不同的移動訓練，包含了上下階梯、跳躍、變向移動、地板移動和地板起身。這些動作都鍛鍊到身體重心前後、左右、高低的移動，同時也包含了方向和節奏的變化。

　　不論現在的體能狀態如何，都可以根據你的身體條件或能力進行適當的調整。透過不斷的練習和嘗試，你也可以找到屬於自己的一套「移動哲學」。

上下階梯

　　每個人都會上下樓梯，但很多人會忘記使用髖關節的力量，而去過度使用膝蓋。其實，只要善用你的髖關節，掌握髖鉸鍊的動作模式，就能讓你上下樓梯更輕鬆，其中側下階梯的動作很類似單腳蹲，如果是走較高的階梯，更可以鍛鍊到臀肌，算是比較進階的動作。

● 上階梯

　　一隻腳踩在階梯上，背部打直，上半身向前傾，做一個前腳的髖鉸鍊，把重心轉移到前腳。

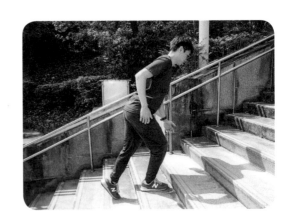

接著用前腳的腳掌蹬地發力，後腳盡量不出力，讓上半身往上移動，上半身站直，再原地退回來。

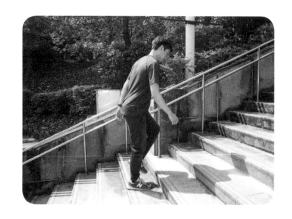

手腳協調變化 上半身旋轉向前腳，身體重心偏向腳掌外側，對側手向前擺動，踩上去瞬間轉向正面，身體重心回到前腳掌內側足弓。

進階變化 一次跨上兩階或三階。

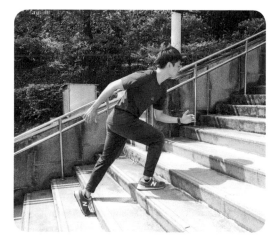

● **下階梯**

找一個高度低一點的階梯。正面朝向階梯，一隻腳懸空往前，重心放後腳。

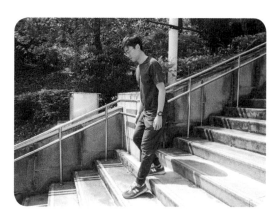

後腳膝蓋微彎，腳跟不離地，身體保持直立或微微向前傾，慢慢讓重心向前，直到前腳腳尖一接觸到地板後，就立刻站回來。

進階變化 下階梯時，位在上面的後腳跟慢慢離地，將重心轉移到前腳後，再利用後腳的力量蹬地站回來。也可以找更高的階梯練習。

● 側下階梯

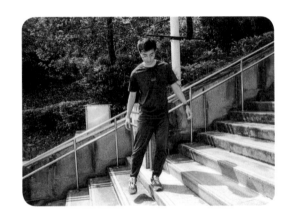

找一個高一點的階梯，身體側面面向階梯，一腳懸空。

身體保持挺直，將臀部向後推，手向前伸，上面的腳膝蓋彎曲，腳跟不離地，直到懸空那腳的腳尖往側邊一接觸到地板，就立刻站回來 。

進階變化 可以找更高的階梯練習。

常見錯誤請留意
上下階梯時，膝蓋須對齊腳尖，避免膝蓋過度內夾。

上下階梯訓練
示範影片

跳躍

跳躍力是速度和力量的結合，也是整體運動能力的展現，然而許多人一開始一味追求跳得更高或更遠，太過在乎跳躍的加速，卻忽略了落地的減速。

事實上，落地的技巧和肌力遠比跳躍來得重要。不正確的落地，很可能導致膝蓋承受過大壓力或剪力，所以一開始並不需要追求跳高或跳遠，而是均衡的使用髖關節、膝關節、踝關節，尤其應該善用臀部的力量，才能有效避免膝蓋過多的衝擊。

以下動作是按照難易度排列，可以循序漸進的練習。

● 落地技巧

墊腳尖，雙手往上舉高，直到腳尖瞬間離地騰空。

臀部向後，同時兩隻手臂向後擺動，快速讓重心向下降到半蹲姿。此時須保持身體穩定，膝蓋不晃動。

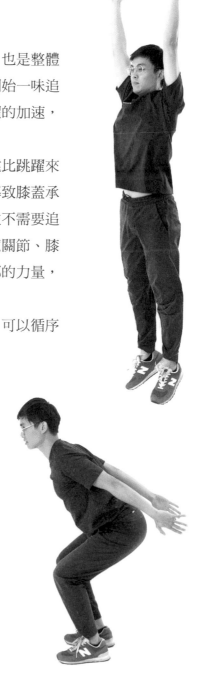

● 原地雙腳跳

蹲到半蹲姿，臀部向後，同時
兩隻手臂向後擺動。

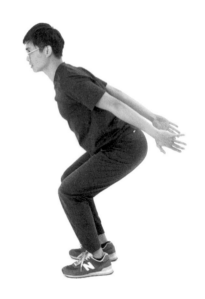

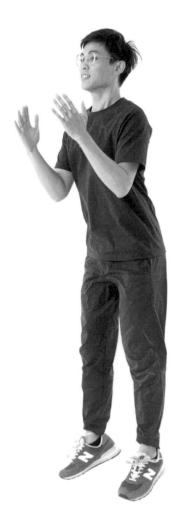

手臂往上帶動身體往上跳。
落地回到半蹲姿。

● 原地弓步跳

蹲到弓步半蹲姿，重心放前腳多一點，將後腳墊起來，兩隻手臂向後擺動。

手臂往上帶動身體往上跳。

落地到半蹲姿，最後回到站姿。

兩邊跳躍分開練習，直到比較穩了之後，就試試看落地時換腳，讓兩腳交替落地。

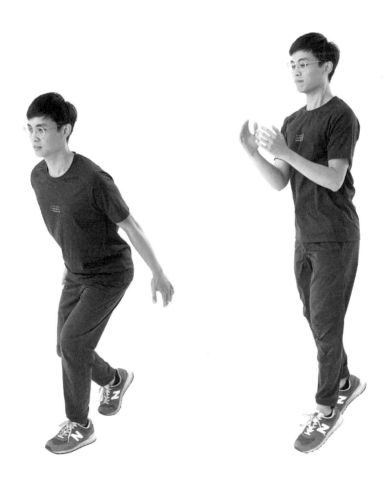

● 原地單腳跳

　　單腳站立，蹲到單腳半蹲姿，兩隻手臂向後擺動。

　　懸空的腳加上手臂往上帶動身體跳，落地到單腳半蹲姿，最後回到站姿。

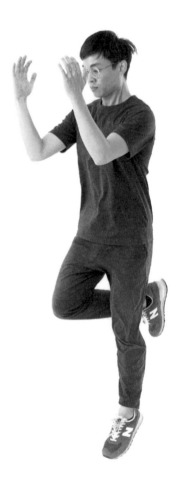

注意事項

1. 每一次的跳躍，雙腳落地時應該都是安靜的。
2. 前腳掌一接觸地板，就必須快速把重心向後腳跟移動，讓髖關節幫助吸收衝擊，避免膝蓋過度往前推。
3. 每一下跳躍都先分開練習，直到落地的感覺比較穩了之後，才做連續的跳躍。先從一次 3 ～ 5 下開始練習。

跳躍訓練
示範影片

變向移動

　　變向移動指的是改變方向、角度、速度和節奏的移動方式。你可以看到許多足球選手、籃球選手可以快速做出變向的假動作來欺騙對手，或者看到一些舞者以巧妙的步伐移動，這些都是許多人所缺乏的能力。

　　變向移動不但可以彌補線性移動的不足，還能提升手腳協調性和爆發力，對年長者的平衡感也十分有幫助。

　　動作練習時，我們可以先將兩條彈力帶放在地上，擺成十字交叉或平行的位置來做不同的練習標記，只要改變方向、速度和節奏，就可以產生非常多種變化。其中比較特別的是三拍的移動，你在心中可以先以緩慢且固定的節奏默數123123123……，或者默數中間有停頓的123、123、123……，只要感受到節奏的規律，就能讓身體自然產生律動。

　　以下動作是按照難易度排序的練習。

● 方格踏點步（十字）

　　兩腳先站在方格的左下角，右腳往正前方踏，同時上半身向右轉，左手向前延伸。

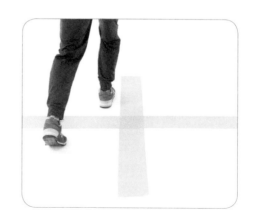

重心回到左腳後，右腳往右前方踏，同時上半身向右轉，左手向前延伸。

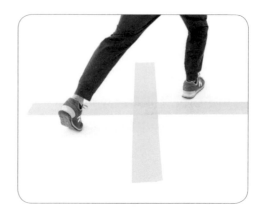

重心回到左腳後，右腳往右邊踏，同時上半身向右轉，左手向前延伸。

三個方向做完後，重複三次再換邊練習，跨出去的距離可以按照個人能力調整。

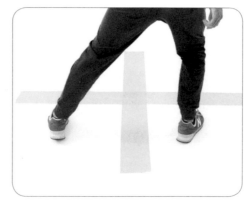

● 方格移動（十字）

兩腳先站在方格左下角，右腳往前跨步，左腳跟上，腳尖點一下地板。雙腳一起移動至左上角。

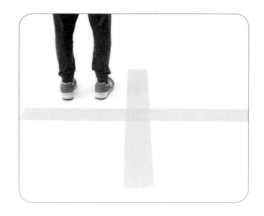

右腳往右邊跨步，
左腳跟上。

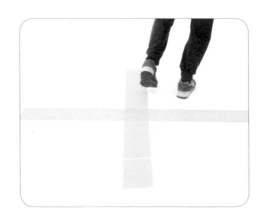

右腳往後退步，左
腳跟上。

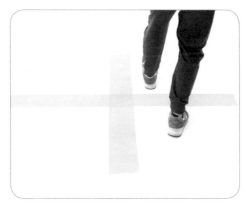

左腳往左移動，右
腳跟上回到原地。

重複三次後，反方
向練習，移動的速度可
以按照個人能力調整。

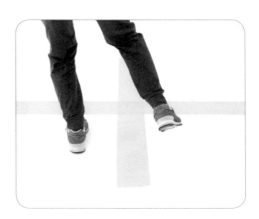

● 方格跨步蹲（十字）

　　兩腳先站在方格左下角，右腳往前跨步蹲。

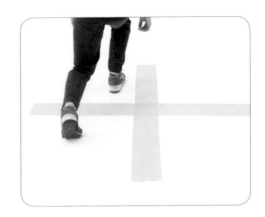

　　右腳往右跨步蹲，髖關節向後推。

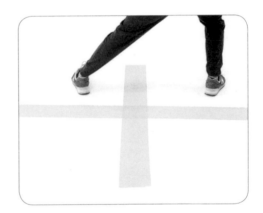

　　右腳往後跨步蹲。

　　左腳往左跨步蹲，髖關節向後推。

　　重複三次後，反方向練習，蹲下去的幅度可以按照個人能力調整。

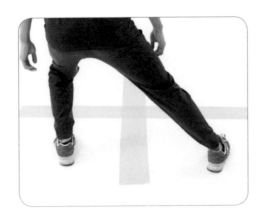

● 三拍側向移動（平行）

　　站在彈力帶左側，第一拍右腳向右踏進去。

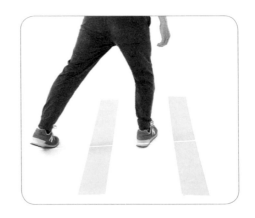

　　第二拍左腳跟著踏進去。

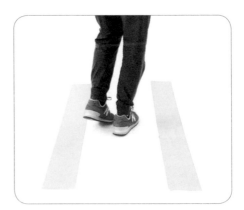

　　第三拍右腳踏出來，重心來到右腳，可以稍微半蹲停頓一秒或是不停頓。

　　下一個第一拍，左腳要直接往左踏回去。

　　左右來回重複十次，移動的速度和距離可以按照個人能力調整，用墊腳尖的方式可以讓速度加快。

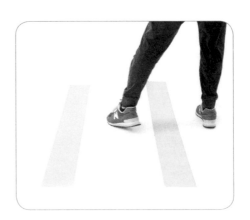

● 三拍前交叉步（平行）

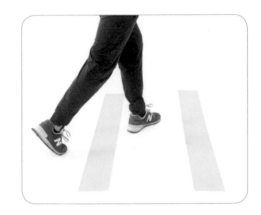

　　站在彈力帶左側，第一拍身體微微面向右側，左腳從前方交叉往右跨步踏進去。

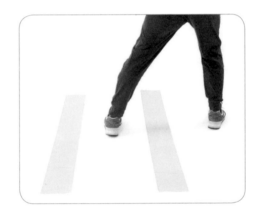

　　第二拍時將右腳往右踏出來。

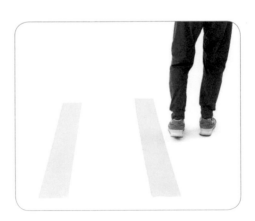

　　第三拍左腳跟上右腳踏出來。

　　下一個第一拍，身體微微面向左側，右腳從前方向左跨步踏進去。

　　左右來回重複10次，移動的速度和距離可以按照個人能力調整。

● 三拍後交叉步（平行）

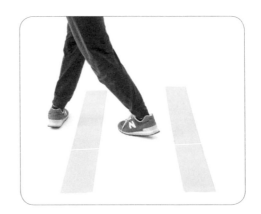

站在彈力帶左側，第一拍身體微微面向左側，左腳從後方交叉往右跨步踏進去。

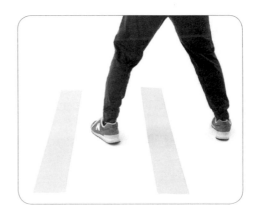

第二拍右腳往右踏出來。

第三拍左腳跟上右腳踏出來。

下一個第一拍，身體微微面向右側，右腳從後方向左跨步踏進去。

左右來回重複10次，移動的速度和距離可以按照個人能力調整。

注意事項

1. 剛開始建議先放慢速度，縮小步輻，再逐漸加快速度和步輻。
2. 單腳跳躍對膝蓋的衝擊較大，比較有挑戰性，須先熟悉雙腳跳躍和落地方法，可參考跳躍落地的技巧。

變向移動
示範影片

地板移動

　　你可能會好奇，為什麼要做地板移動？其實，在地上爬行是一種非常有效的身體與四肢連接的運動。廣義上來說，任何需要用手支撐地面加上多方向重心轉換的動作，都能增強身體的連接。例如你可以看到街舞、武術或體操等運動員巧妙利用地面的反作用力，在各種角度做出優雅的動作，這些都是非常好的運動，但技術難度較高。相比之下，在地板爬行更簡單，也更容易上手。或許可以說，爬行是我們手腳和身體的橋梁。如果你也想開始練習爬行，地板會是你最好的老師。

　　以下介紹五種不同的爬行運動，建議鋪著瑜伽墊並打赤腳練習。由於需要使用上肢支撐的力量，也可以先練習之前介紹的核心和「推」系列訓練後再來練習爬行。

● 大熊爬

　　四足跪姿，手推地板讓膝蓋離地，臀部翹高。

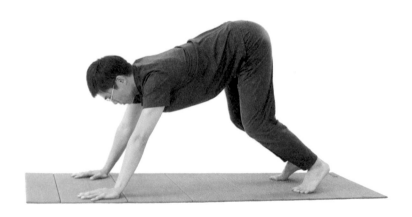

一次往前移動一隻手或腳，保持身體穩定，不左右晃動。

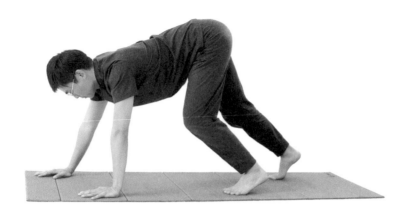

對側手腳同時向前移動，手和腳移動的距離一樣，再同時向後退回來。

● 小熊爬

採四足跪姿，手推地，讓膝蓋離地一個拳頭的距離。

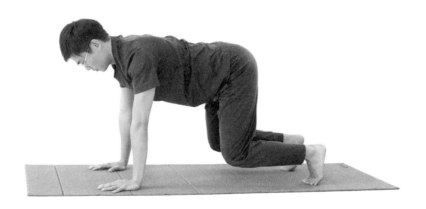

一次往前移動一隻手或腳，保持身體穩定，不左右晃動。

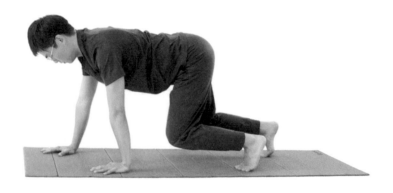

對側手腳同時向前移動，手和腳移動的距離一樣，再同時向後退回來。

● **蟹爬**

採坐姿，手撐在臀部斜後方，手推地，讓臀部離開地板一個拳頭距離。

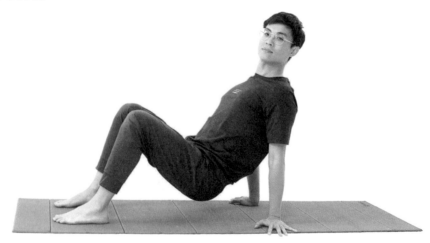

一次移動一隻手或腳一小步。或是對側手腳同時向前移動一小步、再同時倒退回來。

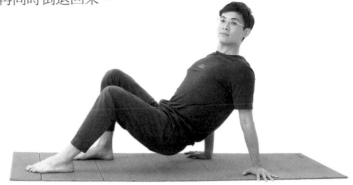

● **蜥蜴爬**

採伏地挺身預備姿，手臂伸直，保持身體中軸穩定，腳趾頭踩地。

右手向右前方伸出去，同時左腳向左前方跨，左腳膝關節彎曲，頭和身體彎向左側。

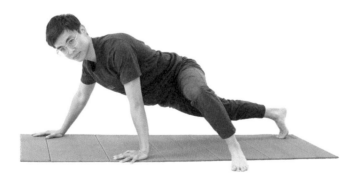

左手向左前方伸出去，同時右腳向右前方跨，右腳膝關節彎曲，頭和身體彎向右側。

也可以加入伏地挺身的動作增加挑戰性。

● 猿猴爬

半蹲姿或全蹲姿，腳跟提起，雙手撐到側邊地板上，把身體重心放到兩隻手掌上。

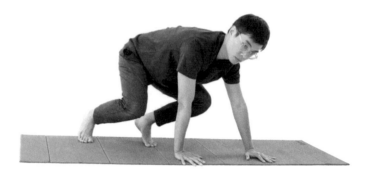

手撐住地板，一次移動一隻腳，或是兩隻腳同時往側邊移動。

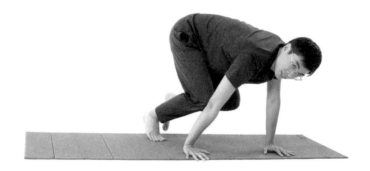

注意事項

1. 爬行之前須做包含手腕、脊椎和髖關節的暖身。可參考核心訓練及推模式訓練。
2. 爬行移動大約 1 ～ 2 個手掌的距離即可，蜥蜴爬可以移動較大距離。
3. 剛開始可以前後來回移動8～10步，循序漸進增加到20步。

地板移動
示範影片

地板起身

　　對大部分的人來說，從地板站起來是簡單到不需要思考就能做的事，然而對一些較虛弱的年長者來說，要克服地心引力從地板站起來，非常考驗全身的肌力、柔軟度和協調力。

　　從地板起身有很多方法，只要改變一些角度或嘗試不同移動方式，即使是非常強壯的運動員，也能透過地板起身得到意想不到的能力，譬如用重一點的壺鈴做土耳其起身（Turkish get up），就能挑戰肩關節和核心的穩定。

　　以下介紹三種比較簡單的地板起身方法，分別是從蹲著站起來、從高跪姿站起來，還有不靠手直接站起來。你也可以嘗試看看其他動作組合的可能性。

● 蹲姿起身

　　躺姿，雙腳懸空抬起，側翻到右邊。

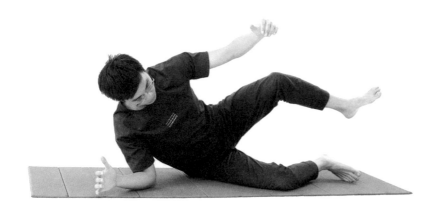

維持核心穩定，左腳跨出去，雙手撐起身體到熊爬的姿勢。

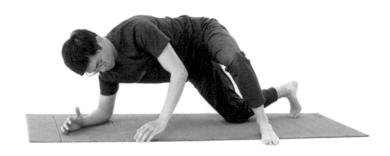

臀部往後到全蹲姿或半蹲姿。

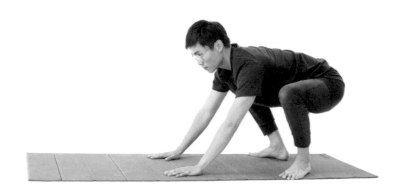

從蹲姿站起來。

● 高跪姿起身

躺姿，雙腳懸空
抬起，側翻到右邊。

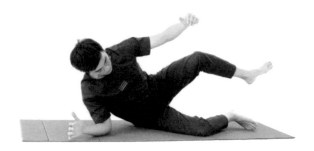

右手撐地到高跪姿。

從高跪姿站起來。

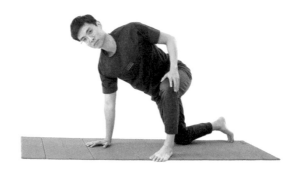

● **不扶手起身**

躺姿，仰臥起坐到坐姿。

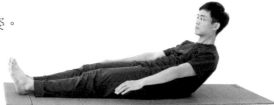

兩腳交叉蹬地站起來。

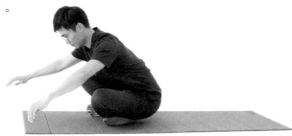

注意事項

1. 如果從地板起身對你來說很費力，建議先做增加肌力和柔
   軟度的訓練。
2. 如果從地板起身對你來說很簡單，可以盡量減少手或腳的
   支撐，譬如只用一隻手和腳的起身方式，只要發揮你的創
   意，或許會有許多意想不到的發現。

地板起身
示範影片

PART

4

如何規劃
你的運動訓練？

如果想要完成更遠的建身目標，就必須有一個訓練規劃。
運動計劃就像是你車上的GPS導航，
幫你定位目前的所在位置及目的地。
一個明確的運動計劃能幫助你的每一步走得更踏實，
更有機會達成目標。

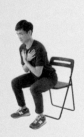
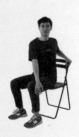
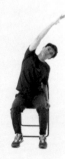

運動前如何暖身？

暖身是一個時常被大家忽略卻十分重要的環節。

暖身不只是要讓身體感覺熱起來而已，透過充分的暖身，不僅可以把一些僵硬或緊繃的部位伸展開來，也能預先啟動你的神經和肌肉系統，除了能減少運動傷害的風險，還可以提高運動的效率，就像一道主餐前的精緻前菜，提早幫你喚醒味蕾，讓你的身體和心理更快進入狀況。

根據我的經驗，認真做暖身的人在運動中的表現通常會比較好。這並不代表我們需要做很久的暖身，或是很複雜的暖身動作。暖身畢竟是運動的「前菜」，因此，暖身的形式和時間，取決於接下來的運動訓練強度和類型。

舉例來說，如果你想做的是較劇烈的球類運動，那全身性的關節活動和輕鬆的移動就是很好的暖身；如果你要進行負重深蹲，可以針對髖關節或做徒手深蹲來暖身；如果是行動不便的年長者，也能練習深層的呼吸，或是做些床上的運動來暖身。總之，有目的性的暖身通常會比漫無目的隨便動動更有效。

對於大部分坐式生活的人來說，我會推薦在運動前做「動態伸展操」。所謂的動態伸展和靜態伸展最大的不同是，動態伸展的目標是增加關節的活動範圍，改善肌肉的彈性，達到讓肌肉預熱的目的。通常動態伸展操不會在一個伸展的姿勢停留太久，因為要讓

肌肉在不同的長度下收縮，因此會有向心收縮（肌肉縮短）、離心收縮（肌肉拉長），以及短暫在關節末端角度停留的等長收縮（肌肉長度不變）。雖然所有的運動都包含肌肉的這三種收縮形式，但動態伸展操比較著重在離心的階段。簡而言之，在進行動態伸展的時候，會感覺到肌肉有種被拉緊但能保持輕微出力的感覺。

　　透過緩慢的動作和深層的呼吸，便能逐漸打開身體的緊繃，提升身體的溫度，為接下來的運動訓練做好準備。

　　以下介紹七個動態伸展運動，是在三個不同的動作平面上，針對常見的緊繃部位，包含胸椎、髖關節、小腿、腰部的伸展運動。你可以根據自己的柔軟度，試著用自己舒服的角度和步調來練習。

動態伸展運動

● 脊椎分節運動

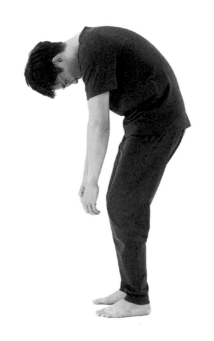

　　這個動作的目的是要打開每一節脊椎的空間，並且藉由緩慢的移動速度放鬆你的筋膜。你可以把它當成站立版的貓牛式。執行的重點是去感受每一節脊椎的動作，千萬別做成單純的髖鉸鍊。

　　作法是將雙腳打開與肩同寬，保持膝蓋微彎。吸氣時延長脊椎，吐氣時讓脊椎一節一節的從脖子、

背部、腰部彎曲,直到你摸到腳趾頭。當你感受到背部的緊繃後,停留3～5秒鐘。

接著吸氣,慢慢一節一節由腰部、背部、脖子捲上來。你可以想像背後有一道牆,站起來時慢慢讓背部貼回牆壁,回到站立的姿勢。重複動作4～5次,如果你的動作比較慢,可以在動作的中間換氣。

● 單腳抱膝

這個動作是針對髖關節的暖身,也可以藉由單腳站立的過程感受腳底穩定的力量。過程中須把上半身挺起來,才能增加髖關節的活動角度。

將雙腳打開與肩同寬,單腳站立,吸氣時背打直,頭頂向上延伸,手臂伸直抱住膝蓋。吐氣時,肩膀向後收,盡可能把膝蓋靠近胸口,保持身體不晃動。你可以想像腳底像樹根一樣向下扎根的感覺,停留3～5秒後放下來,重複4～5次。

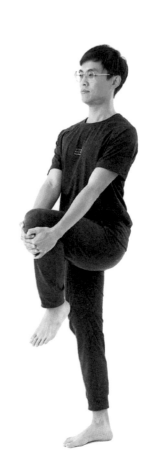

● 弓步擴胸

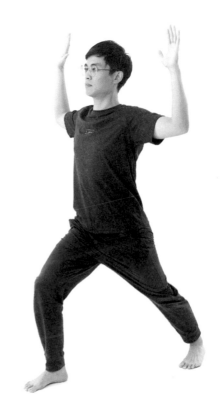

　　這個動作著重在胸椎的延展與肩胛骨的後收，可以啟動肩胛骨後收肌群和肩外旋肌群，對於改善駝背和圓肩的姿勢有很大的幫助。

　　執行的重點在於保持脊椎自然的曲線就好，須微微保持腹部的張力，不要為了挺胸而過度挺腰。

　　作法是先將右腳向前跨一大步，膝蓋在腳踝正上方保持彎曲。左腳膝蓋伸直，腳尖朝前方或微微向外轉。吸氣時，雙手往上舉高，保持脊椎延伸，吐氣時，慢慢把雙手往兩側打開，手肘彎曲90度，肩胛骨往後夾，感覺胸口打開來。停留3～5秒後，回到站立的姿勢後換邊，左右腳各重複3次。

● 腿後伸展

　　這個動作主要是要伸展大腿和小腿後側的肌肉，和第一個脊椎分節運動不同的是，要以髖關節為支點做出髖鉸鍊的動作，盡可能讓背打直，比較能拉到大腿後側肌群。

　　先將左腳往前一小步，把重心放右腳。右腳膝蓋彎曲，臀部

向後推；左腳膝蓋伸直，腳背勾起。吸氣時，延長脊椎，下巴微微收緊；吐氣時，手慢慢沿著大腿往下滑，直到覺得大腿和小腿後側感到緊繃即可。停留3～5秒，站直後換邊，左右腳各重複3次。

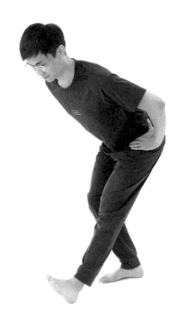

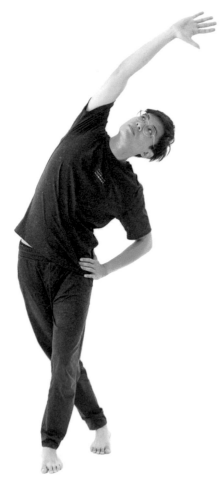

● 側邊伸展

這個動作主要是伸展身體側面及後方的擴背肌、腰方肌、胸腰筋膜等等，所以會讓手臂做一個延展的動作，再慢慢的讓身體彎向對側邊。

作法是左腳踏向右側交叉跨步，左手插腰。吸氣時，右手向上舉高；吐氣時，右手彎向左側邊，骨盆向右側推。你可以想像是右手要劃一道很大的彩虹，覺得右側腰和腋下有拉長緊繃的感覺即可。停留3～5秒，左腳站回來後換邊，左右腳各重複3次。

● 下犬式

　　這是經典的瑜伽動作，可以伸展到背部、胸椎、大腿和小腿後側，同時也可以鍛鍊肩關節的力量。執行的重點在於保持脊椎的延長，維持脊椎在自然的曲線，所以先彎曲膝蓋，讓頭頂到尾椎骨呈一直線後再伸直膝蓋，會比較容易感受到身體的延展。

　　作法是先站立，往前彎腰，手撐到地板，中指或食指指尖朝前，手肘肘窩向前轉，雙腳向後踩一大步，膝蓋先保持微彎。雙手推地板，不聳肩，讓臀部向後、向上移動。眼睛看向膝蓋內側，感覺胸口下沉、脊椎延伸。你可以想像是頭頂到尾椎骨有一條線穿過去，最後再慢慢的把膝蓋伸直，腳跟輪流踩地，直到感覺兩隻大腿和小腿後側的緊繃感後，停留3～5秒，回到高平板式（伏地挺身預備姿勢），重複3～5次。

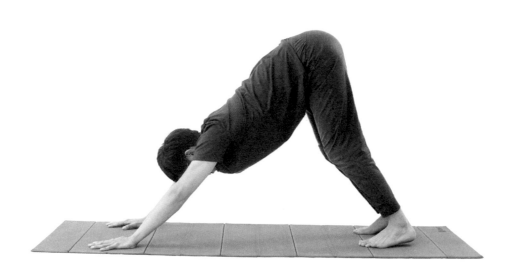

● 跨步轉體

　　這個動作可以增加髖關節和胸椎的活動度，並且是在肌肉延長並出力的情況下增加角度，所以對於臀部和背部的肌力提升也會有幫助。

　　執行的重點在於找到你最舒適的跨步距離，這會根據你的柔軟度來決定，接著要先把脊椎延長後再做上半身的旋轉，而不是直接把手舉向天花板，才能伸展到胸椎，感受到身體的扭轉。

　　先將左腳往前跨一大步，右膝蓋跪地呈跑步預備姿勢，右手掌位置大約與左腳掌對齊。

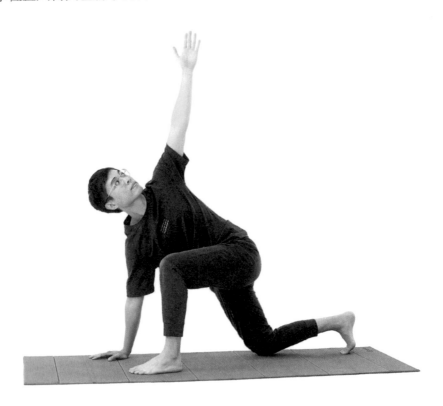

接著讓右腳膝蓋伸直離地。

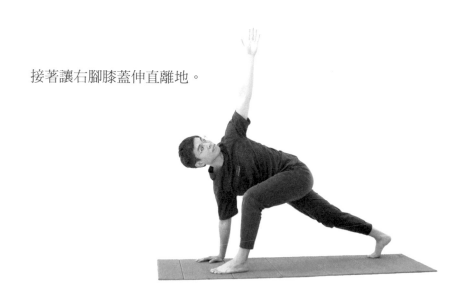

右手掌出力推地，感覺脊椎延伸拉長，吸氣時，先把胸口旋轉向左側，再把左手指尖朝向天花板，眼睛看向左手，感受到脊椎的扭轉後，停留3～5秒。吐氣轉正面時，重複做3次，右膝蓋跪地後，左腳收回來換邊，左右腳各重複3次。

串聯七個動態伸展動作

平常在暖身的時候，可以將這七個動態伸展動作串聯起來，成為一套有系統的暖身動作，每次訓練前或運動前，可以先連貫操作，對預防運動傷害及提升效能都很有幫助。

串聯起來的整套動作如下：脊椎分節運動→右腳抱膝（左腳單腳站）→弓步擴胸（右腳向前踩）→右腳腿後伸展（臀部向後推）→左側邊伸展（右腳交叉）→下犬式→右腳跨步轉體→左腳跨步轉體→弓步擴胸（左腳站起來）→左腳腿後伸展（臀部向後推）→左腳抱膝（右腳單腳站）。

動態伸展動作
示範影片

22

運動後如何收操？

　　以前大多數人都認為運動後要收操，是為了防止肌肉中的乳酸堆積或受傷，也因此做了各種拉筋運動，然而，收操的真正作用到底是什麼呢？

　　2018年一項研究指出，目前並沒有明顯證據指出運動後的收操可以預防受傷和減少肌肉痠痛。換句話說，收操可能對消除肌肉中乳酸堆積或減緩延遲性肌肉痠痛並沒有直接幫助。

　　這樣的研究結果並不讓人意外。由於每個人的身體差異、運動強度、伸展類型都不同，這些都會影響研究的結果。特別是考慮到其他外部因素，如睡眠品質、營養補充和心理壓力，都會影響身體的恢復和適應。

　　儘管如此，這並不代表運動後的伸展是沒有意義的。運動後伸展的價值也許不在於減緩肌肉痠痛或預防運動傷害，但是對於自我的感覺和心理狀態卻有正面的影響。

　　如果您時常進行長距離跑步、騎腳踏車或任何運動比賽，然後在運動後突然停下來休息，很可能會感到頭暈，這是因為腿部的缺氧血液需要持續靠肌肉的收縮來返回心臟，這種類似幫浦的機制一旦突然停止時，血液會暫時積聚在下肢，而造成暫時性的頭暈現象。

　　因此，無論你做什麼類型的運動，至少最後花幾分鐘以較慢

的速度進行類似運動，比方說從跑步變成走路，或從肌力訓練換到輕鬆的關節活動和伸展，對於心跳和血壓的恢復都很有幫助。

另一方面，你可能會發現當你運動完做靜態拉筋，會感覺到身體變得更放鬆，也對剛剛完成的運動訓練充滿成就感。這讓你在面對接下來的生活和工作時會更有活力，這些都是潛在的正面影響。

因此，即使科學研究並未證實運動後收操對身體恢復有明確效果，我們仍可將收操視為身心保健的一種方式。

收操的要點

如果你在運動後還覺得呼吸急促，建議你先嘗試一些輕鬆的活動，如原地踏步或手臂繞圈等，讓心跳速度慢慢降低。這個過程的目標是讓你的運動疲勞程度（自覺用力係數RPE）至少降到2～3分，即你只感到輕微的喘息，但還能說出完整的句子。

當肌肉還在溫熱的狀態時，進行5～10分鐘的靜態伸展操是非常有效的。只需要感到肌肉有被輕微拉緊的感覺就可以了，不需要強迫自己過度伸展，因為在伸展運動中，柔軟度並不是越大越好。每組伸展動作應持續20～30秒。

靜態伸展操搭配緩慢和深層的呼吸，可以幫助神經系統的調節和肌肉的放鬆。建議你嘗試將吸氣時間控制在約2～3秒，而吐氣時間則為4～6秒，以鼻子吸氣、嘴巴吐氣。

做完靜態伸展後，可以做深呼吸、冥想或類似瑜伽的大休息（躺在地上）。這些紓壓活動不僅可以幫助你的身體進入放鬆模式，更可以促進神經的調節和身心平靜。

七個靜態伸展操

● 脊椎伸展

雙腳打開與肩同寬，膝蓋微彎，臀部向後推，上半身向前傾。手臂向前伸直放在椅背上，下巴微微收，胸口慢慢下沉，感覺從頭頂到尾椎骨呈一直線，緩慢的吸氣和吐氣，停留30秒。

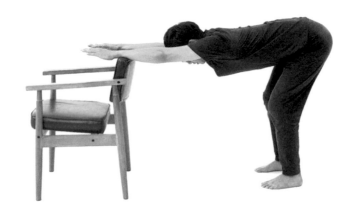

● 腿後肌伸展

雙手扶著椅子，一腳往前伸，膝蓋伸直，腳背勾起來，把臀部向後推。上半身向前傾，保持脊椎延伸拉長。後腳膝蓋彎曲，把重心放在後腳，感覺伸直的大腿後側的緊繃，緩慢的吸氣和吐氣，停留30秒。換腳操作。

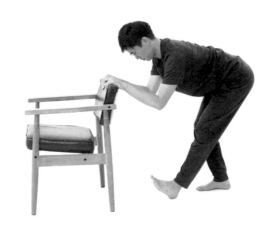

● 股四頭肌伸展

　　一手扶著椅子，單腳站立，另一腳膝蓋彎曲，手往後抓住腳踝，保持脊椎延伸拉長。收縮下腹部讓骨盆後傾，再慢慢把腳跟往上靠近臀部，感覺彎曲的大腿前側的緊繃，緩慢的吸氣和吐氣，停留30秒。再換腳操作。

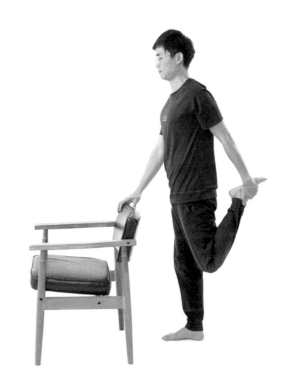

● 內收肌伸展

　　雙手扶著椅子，兩隻腳張開，腳尖朝正前方，把重心移到一側，並讓臀部向後推。膝蓋微微彎曲，另一隻腳的膝蓋伸直，感覺伸直大腿內收肌的緊繃感，緩慢的吸氣和吐氣，停留30秒後，換邊操作。

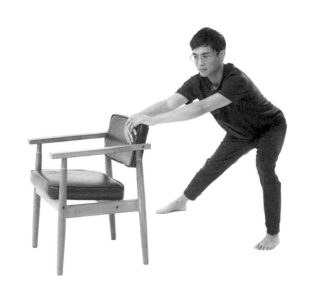

● 闊背肌伸展

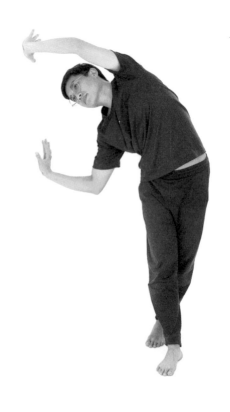

　　身體右側面向牆壁，站離牆壁大約半個到一個手臂的距離。右腳往前交叉跨步到左腳外側，右手扶牆壁在比肩膀略低一點的位置。左手向上舉高後往右側摸到牆壁，右手輕輕推牆壁，讓骨盆向左側橫向移動，感覺左側腋下連接到側腰一整片緊繃，緩慢的吸氣和吐氣，停留30秒。之後換邊操作。

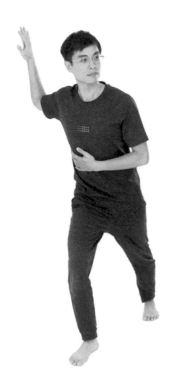

● 胸大肌伸展

　　身體右側面向牆壁，站離牆壁大約半個手臂的距離。右腳往前踩一小步，右手往側邊舉起90度，前臂靠在牆壁上，手肘彎曲呈90度，慢慢讓身體的重心向前移動，保持脊椎向上延伸拉長。身微微轉向左側，感覺右側胸大肌的緊繃，緩慢的吸氣和吐氣，停留30秒。之後換邊操作。

● 梨狀肌伸展

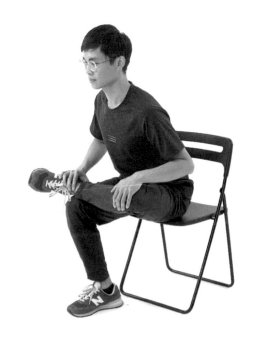

坐在椅子上，一隻腳翹到另一腳上，保持脊椎向上延伸拉長，再慢慢讓上半身向前傾，感覺翹上來那隻腳的臀部後外側梨狀肌的緊繃，緩慢的吸氣和吐氣，停留30秒後，換邊操作。

關於拉筋的三個迷思

迷思一：運動前一定要先拉筋

許多研究指出，運動前做靜態伸展，會暫時降低肌肉力量的輸出，反而會影響運動表現。舉例來說，如果你在打羽球前十分鐘做了長時間腿部的靜態伸展，很有可能會降低你的跳躍力和爆發力。

所以運動前的暖身，比較理想的形式是動態伸展，藉由全範圍的關節活動，把血液帶到你將會用到的肌肉上即可。舉例來說，如果你今天要做槓鈴深蹲，那就從徒手深蹲開始吧。如果今天要跑10K，那可以先從快走或最慢的小跑步開始。如果要攀岩或抱石，那肩膀和手臂、核心的動態伸展就少不了。

那麼運動之後一定要拉筋嗎？這取決於你伸展的目的是什麼。

如果拉筋的目的是因為感覺肌肉在長時間使用後可能處於縮短的狀態，而希望透過拉筋把肌肉拉長的話，根據研究指出，短時間拉筋是無法改變肌肉長度的。

但為什麼我們時常有運動後拉筋身體較為舒適，能夠讓身體較快回復到正常狀態的經驗呢？這是因為拉筋可以降低肌肉的神經張力，消除身體緊張及焦慮，讓身體回到平靜的狀態。所以建議在運動後，肌肉仍然處於溫熱狀態的時候，可以進行一些靜態伸展的運動。

迷思二：拉筋可以避免受傷

目前仍然沒有直接的證據證實拉筋可以避免運動傷害、下背痛、延遲性肌肉痠痛。可能是因為很多運動傷害並不是肇因於肌肉不夠柔軟，相反的，大部分的情況是肌肉不夠強壯、沒有良好的動作控制或反覆過度使用才會受傷。

迷思三：做站姿體前彎但手摸不到地板，是不是沒救了？

手能不能摸到地板，取決於大腿後側肌肉的柔軟度，這大部分跟基因有關，所以並不是摸不到地板就容易受傷，也不代表手掌能夠輕鬆貼地就不會受傷。最重要的是，有沒有具備相對應的肌力以及身體的控制能力。

有些天生柔軟度很好的人，關節周圍的韌帶或關節囊天生比較鬆，由於關節需要肌肉和韌帶的保護，假如肌肉無法在相對較長的情況下出力，反而容易讓關節不穩定，而時常扭到或受傷。

因此，你必須先了解自己想做什麼類型的運動。如果想跳芭蕾，那你的肌肉不只需要更大的延展性，還需要優異的動作控制能力，才能做出各種角度的優美動作；但假如你是要慢跑或爬山，可能只需要爬山所需的關節活動範圍，讓肌肉、關節能在舒適的範圍內運動就好，不用過度追求柔軟度。

　　對一些沒有運動習慣的人來說，甚至只要定期肌力訓練，就能慢慢打開很多關節的角度了。

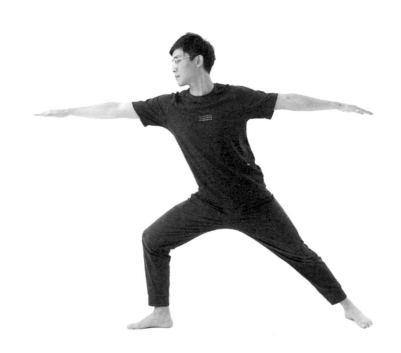

23

為什麼運動需要規劃？

　　知名人類學家丹尼爾‧李柏曼（Daniel Lieberman）曾說：
「人，天生就是不愛動的。」

　　對原始的人類來說，運動是件矛盾的事。以往在缺乏資源的
環境中，他們每天必須為了食物打獵、採集、建造房屋，只為了生
存下去。這些身體活動都需要消耗大量的熱量，為了節省能量，沒
有人會去做那些浪費熱量卻又無法得到食物的「運動」。反觀在物
質豐盛的現代，大部分的人不再需要為了食物奔波，多餘的熱量在
身體中逐漸累積，加上活動量大幅減少，而產生各種身體疾病或問
題，諷刺的是，我們甚至需要為了消耗熱量而運動。

　　很顯然的，人類似乎沒有演化出喜歡運動的身體。有高達七
成的民眾仍然沒有規律運動的習慣。

　　然而為了達成健康的目標，運動專家們開始研究各種運動方
法，提出了「運動即是良藥」的概念，認為有效的「運動處方」可
以避免許多疾病的發生，健身產業以前所未有的速度蓬勃發展，成
為一個時代演變下的產物。

　　身處資訊爆炸的現代，有太多運動專家建議我們該怎麼動、
怎麼規劃訓練、該怎麼吃、該怎麼預防受傷，而有些運動方式流行
一陣子後便不再時髦；有些運動訓練法數十年來屹立不搖；新的科
學研究不斷日新月異的更新，甚至推翻了舊有的觀念。現在是一個

選擇多元同時也充滿焦慮的年代。

到底該聽誰的呢？

在西方的運動科學蓬勃發展之前，大部分的運動訓練方式是靠所謂的「土法煉鋼」；東方的傳統武術底蘊和師徒制，依靠經驗把人體運動的方式代代傳授下來，如果說沒效倒也未必，只是比較缺乏系統性的整理，有沒有得到進步得看你跟隨哪一個系統或師傅學習。

那西方的研究比較有效嗎？其實也得看研究的方法、規模和時間長短，我認為還有很長一段路要走。

不論東方或西方，折衷仍是最好的方式，相信科學，也相信自己，有了科學研究作為指引，讓我們減少繞遠路的機會，有了實際經驗作為依歸，讓我們更加了解自己身體的運作。

因此，在這個快速變動的年代裡，運動訓練有了全新的樣貌。

為什麼運動需要規劃？

一、達成目標

無論你的目標是增肌減脂、提升運動表現或是整體健康，一個明確的目標及計劃可以幫助你確定自己正在前往目標的路上。

如果你是運動訓練的初學者，即使只做超出一點能力範圍的運動，就能讓你進步，然而可能很快便會因為身體的適應開始停滯不前。舉例來說，好幾年沒跑步的你，某一天忽然心血來潮去操場

跑步，不到十分鐘就上氣不接下氣，然而一旦每天用同樣的速度跑同樣的距離，很快的你會發現越來越輕鬆。這是因為身體產生適應的速度是很驚人的，你必須再增加跑步的速度或時間，才能持續保持進步。

因此如果你想要完成更遠的目標，就必須有一個運動規劃。這就像是正在開車的你，要前往一個未知的目的地，運動計劃就像是你車上的GPS導航，幫你定位目前的所在位置及目的地。如果少了GPS導航，你就只能憑感覺尋找方向，運氣好的話，你仍然會達到目的地，但多數的情況下，你可能會繞遠路或者迷失方向。雖然GPS導航未必完全準確，但至少你會知道目標離你多遠，以及該如何抵達。

所以無論你的目標是穿上那件小一號的褲子、完成一場馬拉松，還是受傷後的運動復健，一個明確的運動計劃能幫助你的每一步走得更踏實，更有機會達成目標。

二、避免受傷

規律的運動訓練能為你帶來許多好處，但如果沒有一個周全的計劃，很可能會增加受傷的風險。周全的計劃包含了身體的評估和循序漸進的過程。

由於每個人都是獨一無二的個體，不僅是身體結構有差異，使用身體的方式，還有對於運動訓練的理解程度也都截然不同。在沒有充分準備或理解的情況下，很可能會用不正確的方法運動，或者過度使用身體的某些部位，導致肌肉拉傷或其他運動傷害。

舉例來說，很多長時間久坐且沒有運動習慣的人，開始嘗試

近年來非常流行的超慢跑，這個看似簡單的運動，仍然可能因為肌力不足或代償，導致過度使用膝蓋而受傷。

　　對於大部分的人來說，雖然不需要像頂尖的運動員那樣非常嚴格的執行運動計劃，但合理的運動訓練規劃仍然非常重要，就如同建造一棟大樓，不僅需要評估地質是否穩固，也需要事先確保地基打得夠深，再選擇高品質的建材，一步一步按照計劃往上建造。同樣的，運動訓練計劃也不能完全憑空想像，尤其是時常有肌肉、關節不適或舊傷的人，對於運動劑量的反應十分敏感，例如膝蓋退化性關節炎、椎間盤突出、十字韌帶受傷等，適當的動作和運動劑量可以加速身體恢復，但若超出能力範圍太多，有可能會是反效果。

　　身體是用進廢退的，想要讓身體變更強壯，就必須透過運動訓練產生些微破壞，身體在逐漸修復的過程中會重新建設，就能讓肌肉、神經、肌腱比之前更強韌，而運動的強度和總訓練量都會影響到身體的修復。

　　這個過程並不是理想中的線性成長，而是像股票線圖一樣起起伏伏的，這是由於身體修復的能力會被睡眠品質、飲食狀況、精神壓力所影響，所以很多睡不好的年長者，在運動訓練後可能會感到痠痛疲勞很多天，或是一些壓力較大的上班族，也容易因為肌肉長期處於緊繃狀態，導致運動訓練的效果不佳。

　　因此，我們可以根據科學研究的指引和經驗的累積，在訓練過程中尋找適當的平衡點，選擇適合的動作來加強自己的弱點，以「漸進式超負荷」的方法來執行「剛剛好」的運動劑量或強度，才能有效提升身體的強韌度，避開可能發生的運動傷害，獲得長期的進步。

雖然訓練的過程不可能永遠輕鬆，肌肉痠痛在所難免、但No pain no gain並不是鐵律，適當的休息，路才會走得遠。如果訓練的過程只剩下痛苦時，除非你是頂尖奧運選手，不然很少有人能夠堅持下去。

三、保持動力

你是否總是興沖沖的嘗試一項新運動，但只做一下子就半途而廢？

這可能跟你設定的目標有關，目標是越具體越好、並且最好設定「短期目標」和「中、長期目標」，可以幫助你保持動力和專注。當你看到自己按照計劃進步，即使是小小的成功，也會激勵你繼續前進。

假設你的目標是攀登聖母峰，在往上爬的過程中，如果只是不斷抬頭仰望遠方的山頂，可能會因為目標太遙不可及而感到氣餒。這種情況下，一個有效的策略是將長期的目標切割成許多小的、可實現的短期目標。如此一來，在前進的過程中就只需要關注腳下的步伐，同時好好欣賞路上的風景，並且計劃每到達一個基地營（短期目標）就為自己慶祝一次，或者讓自己休息放鬆一下。

舉例來說，「我不要失能」就不是一個理想的目標，因為所謂的「失能」定義太過於模糊，不容易切割成小目標，同時也是屬於比較消極的目標。換個角度思考，我們可以把目標設定成「我要能夠在12秒內完成從椅子站起來坐下5次」，這是一項初步篩檢肌少症的方法，也適合用來當成虛弱的年長者訓練的目標，可以拆解成「在12秒內完成3～4次坐到站」的小目標，或者如果體力較好的

話，能夠連續做10下或20下深蹲，這都是屬於比較能夠拆解、量化並明確執行的目標。

　　設定短、中、長期的目標，可以幫助你專注當下並維持積極的心態，只要堅持下去，按照自己的步調前進，這條看似艱難的道路最終也變得不再那麼艱苦。

四、提高效率

　　每個人的時間和體力都是有限的，特別是在繁忙的現代生活中，很難花費大量時間研究每種運動的方法和效益。根據國健署的調查顯示，臺灣只有約三成的民眾符合規律運動的定義（每週3次、每次30分鐘、每次心跳達到130下）。這些人大部分是學生和退休族群。換言之，從剛進入職場到退休前的上班族是最缺乏運動的人。大多數人由於家庭或工作的繁忙而難以動起來，運動變成了一件累人的事。

　　運動不是萬能藥，但只要開始行動，就會有效果。因此，很多人提倡「有動總比沒動好」，例如「每天走一萬步」、「騎自行車通勤代替乘坐公共交通」、「走樓梯代替搭電梯」。如果真的沒有太多時間，這些都是很好的開始。微量運動也能帶來一定的好處，但問題是，我們該如何知道自己動得夠不夠呢？

　　目前並沒有所謂最好或效益最大的運動劑量。世界衛生組織建議一週至少累積150分鐘的中等強度有氧運動，或者75分鐘的高強度運動（中等強度是指最大心率的50～70%，高強度是指最大心率的70～85%甚至更高），加上一週2次包含全身肌肉群的阻力運動訓練，能夠有效降低慢性病發生率及死亡率。

如果你有想要達成的目標，應該盡可能做更有效率的運動訓練。

舉例來說，如果你想提升肌力，減少肌少症的發生，就不應該只是散步或做超慢跑這類低強度運動，而是要做全身性的多關節肌力訓練；如果你想提升平衡感、預防跌倒，就不應該只是坐著或躺著運動，而需要練習單腳平衡和重心轉移；如果你想提升柔軟度，肌力訓練搭配瑜伽是很好的選擇。

總而言之，太過隨興的運動訓練，可能只會讓自己在原地踏步或是繞遠路，甚至離目標越來越遠。

許多人會選擇深蹲或伏地挺身這些動作，對於完全沒運動的人來說，這能夠提升上肢和下肢的力量，是有效且方便執行的運動，做完後的疲勞感也比較不會累積到隔天，影響到日常生活或工作。但是徒手的訓練方式，你的身體很可能過一陣子就適應了，很快便遇到了瓶頸期，如果還想要持續保持進步，就必須調整訓練的內容或增加動作變化，有新的刺激，身體才會持續產生進步。

你可以選擇負重訓練，例如使用啞鈴或槓鈴的方式增加身體負荷。另一種常見的作法是，把雙邊對稱性動作改成不對稱或單側的訓練，像是後腳抬高蹲、單腳蹲、下階梯、伏地挺身的變化式等等，這些動作的難度在於需要更好的核心及動作控制，也能練到平衡能力。

這又回到了問題的根源。你想獲得什麼樣的結果，以及你能夠投入多少的時間運動？

五、取得平衡

在嘗試各種運動的過程中，你可能會發現自己有喜歡或不喜

歡的運動，最後可能還是選擇輕鬆的運動。許多人喜歡把到公園走路或甩甩手當成運動，好吧，至少比一直坐著好！

我們就像漫無目的在超市一邊推著購物車一邊思考要買什麼食材來煮晚餐的人，在時間和金錢有限的情況下，往往需要在「我喜歡」和「我需要」的食材之間做出選擇，但如果只買喜歡的食材，很容易陷入營養不均的陷阱裡。如果你是重視健康的人，這時候可能會想：「我的晚餐需要足夠的蛋白質、碳水化合物、脂肪和纖維質。」所以買了魚肉、豆腐、糙米飯、橄欖油、一些綠色蔬菜和番茄，在這個營養素的框架下，你仍然可以選擇你喜歡的食材，煮出你喜歡的菜色。

同樣的，面對五花八門的運動項目，運動訓練也十分需要多樣性，而運動計劃的目的是檢視自己有沒有「運動偏食」的情形。為了取得平衡的發展，你需要包含肌力、心肺、柔軟、平衡、協調等五大運動元素，再從五大動作模式選擇適合的動作。

舉例來說，具備基本徒手深蹲的能力後，就可以挑戰分腿蹲和單腳蹲，對肌力和平衡感的提升會更有幫助，但如果肌力不足或是膝蓋疼痛讓你無法蹲，你仍然可以選擇單腳站立的髖系列動作。如果目標是戶外或球類運動，可以選擇協調性、平衡、心肺耐力為主的移動模式動作。

總之，先做自己能力範圍內的事，但也須給自己一點不同的挑戰。或許你沒那麼喜歡挑戰，但這很可能正是你最需要的運動元素。

如何規劃你的運動？

　　美國運動醫學會建議「一週須累積150分鐘的中等強度有氧運動或75分鐘高強度運動，並包含兩次全身肌肉群的阻力運動訓練」，這個建議對少數自律的人來說還算容易，但對於多數忙碌的人來說，仍然非常困難。為了養成運動習慣，我的建議是「先求有，再求好」。

　　有句話說：「你不一定要很厲害才能開始，但你一定要先開始才能很厲害。」

　　對完全沒有運動的初學者來說，最困難的往往是踏出舒適圈的那一步，而你只要開始做，就必須先放棄完美的心態，不管做了什麼運動，只要堅持下去，就能讓運動慢慢融入你的生活。況且養成一個習慣需要時間慢慢堆疊，不能操之過急。

　　假使我們將最終目標訂在維持「一週150分鐘有氧運動和兩次阻力訓練」，可以先把目標拆解成三個階段，會比較容易達成。

　　第一個階段是每天都讓身體活動一下、漸漸熟悉動作的「熟悉身體期」，接著是慢慢增加活動量的「增加活動期」，第三階段是增加身體負荷和挑戰的「向上適應期」，第四階段是身體已穩定進步的「穩定成長期」。

階段一：熟悉身體期

這個階段需要的時間大約是1～2週。這階段最重要的就是出席率，我們會每天都做動態伸展操（參考21章），你只要每天撥出大約10分鐘就能完成。

不要小看這七個簡單的肌肉伸展操，透過深層的呼吸及緩慢的動作，不僅可以鬆開一些緊繃的部位，也能讓你更熟悉身體的各個部位，提升身體的本體感覺。

你可以根據自己的柔軟度，試著用自己舒服的姿勢和步調來練習，直到你已經完全熟悉這些動作。如果你本來就有運動習慣，可以直接跳到第二階段。

星期一	星期二	星期三	星期四	星期五	星期六	星期日
動態伸展操	動態伸展操	動態伸展操	動態伸展操	動態伸展操	動態伸展操	動態伸展操

階段二：增加活動期

這個階段大約需時2～3週。在第一個階段，你已開始熟悉身體各部位的動作，也漸漸習慣活動身體，在第二階段就要開始提升活動量，我們需要有意識的在生活中增加運動的機會了，譬如上下班時快走或爬樓梯或超慢跑；選擇走路的話，可以一天7000步為目標。須注意強度要達到微喘但能輕鬆說話的程度（自覺用力係數RPE3～4左右），最少以10分鐘為一個運動單位，慢慢增加每次運

動的時間到30分鐘，或一天累計50分鐘，頻率為一週3次。也可以利用早上起床10分鐘或中午休息時活動一下脊椎，包含貓牛伸展、側彎伸展、脊椎旋轉（參考15章）。

　　另外，在有氧運動的隔日開始加入呼吸和核心穩定訓練，包含腹式呼吸、橫膈膜呼吸、死蟲式、側棒式、鳥狗式等（參考14～15章），選擇適合你的動作難度即可，頻率也是一週 3次。這些運動是非常好的基礎，目的是為了銜接接下來的向上適應期，不論你是運動員、久坐上班族，或是退休族，在正式的肌力訓練之前，都建議先從呼吸及核心開始練習。

星期一	星期二	星期三	星期四	星期五	星期六	星期日
動態伸展操	動態伸展操	動態伸展操	動態伸展操	動態伸展操	動態伸展操	休息
呼吸與核心穩定訓練	有氧運動 50 分鐘	呼吸與核心穩定訓練	有氧運動 50 分鐘	呼吸與核心穩定訓練	有氧運動 50 分鐘	
	靜態伸展		靜態伸展		靜態伸展	
	脊椎活動訓練		脊椎活動訓練		脊椎活動訓練	

階段三：向上適應期

經過了至少三週的前兩個階段，代表你的身體和心理已準備好進入第三階段了，接著開始加入全身的肌力訓練，讓身體產生更進一步的「向上適應」。

這個階段會持續較久的時間，大約3～6個月。你將會學習五大動作模式，並感覺到自己快速的進步。

這一階段會分成兩個部分來訓練，「有氧」和「肌力」。有氧運動每週安排3天，肌力訓練每週安排2天，並給自己2天的休息日讓身體恢復。

有氧的部分，你可以選擇持續每週3次、每次50分鐘的有氧運動。可以是任何自己喜歡的運動，例如騎單車、慢跑、游泳、舞蹈，或是從移動模式中挑選幾個動作做高強度間歇訓練（HIIT），像是跳躍、方格跨步蹲、三拍移動、上下階梯等等（參考20章）。

剛開始，建議做中高強度的間歇運動即可，做動作和休息的時間比例是30秒：60秒，做的時候接近七到八分喘、到達無法順暢說完一句話的程度。休息時並不是坐下或躺下，你可以在原地踏步回到四到五分喘，如此重複循環8～10次，一週安排2～3天，每次訓練都須包含充分的暖身和收操。

高強度間歇訓練的好處是可以大幅縮短運動的時間，但由於比較多跳躍和快速移動等衝擊性動作，對膝關節和心臟的負荷較大，建議2～3天做1次即可，其他時間仍是以低強度的有氧運動為主。

肌力訓練的部分則是規劃1週2天，中間須間隔48小時，目的

是讓身體恢復後再開始下一次運動。每次都包含推、拉、蹲、髖這四種動作模式，按照你的狀況選擇適合的動作難度。

舉例來說，如果傾斜式的扶牆壁挺身能輕鬆完成20下3組，那就可以進階到跪姿伏地挺身（參考16章）；如果深蹲能輕鬆做20下3組，可以持續保持下去，或者進階到弓步蹲和後腳抬高蹲（參考18章）。每一組之間休息30秒到1分鐘。

如果你的肌力較強，可以選擇使用啞鈴或槓鈴練習「蹲」系列的動作，或是用單槓練習「拉」系列的動作。由於本書內容主要是以沒有重量的方式進行肌力訓練，會用到的工具只有彈力帶，所以會以較多次數或組數的方式進行，目標是累積訓練的總量。

訓練過程中需觀察自己的身體是能否適應，觀察的方式是做動作的當下是否能維持正確姿勢、肌肉有沒有很抖、能否做到全範圍角度、做完隔天或隔兩天是否會肌肉痠痛到影響日常生活。記得傾聽自己身體的聲音，循序漸進練習就好。

星期一	星期二	星期三	星期四	星期五	星期六	星期日
動態伸展操	動態伸展操	休息	動態伸展操	動態伸展操	動態伸展操	休息
呼吸與核心穩定訓練	有氧運動50分鐘或中高強度間歇（移動系列）		呼吸與核心穩定訓練	有氧運動50分鐘或中高強度間歇（移動系列）	有氧運動50分鐘	

推系列	靜態伸展			推系列	靜態伸展		
蹲系列				蹲系列			
拉系列				拉系列			
髖系列				髖系列			
靜態伸展				靜態伸展			

階段四：穩定成長期

　　第四階段和第三階段之間並沒有明確的時間切分點，這取決於你的起點和進步的速度。進步的速度會隨著規律的訓練越來越緩慢。你可以增加一天肌力訓練，每次訓練間隔一天，並提升高強度間歇訓練的強度，但須看身體能不能恢復過來。如果練完隔天感到異常疲憊，甚至影響日常生活和睡眠，那必須再縮短肌力訓練的次數、組數或高強度訓練的時間。

　　肌力訓練的部分仍然是以推、拉、蹲、髖這四種動作模式為主，你可以挑戰更難的動作難度，譬如伏地挺身變化式、單腳蹲、髖飛機、引體向上等等。或者增加每次訓練的組數，從3組變5組，組間休息時間拉長到1分鐘。也可以把移動系列的動作加進來，例如地板移動、地板起身等等，促進身體的協調性。

　　有氧運動的部分，可以增加運動時間到60或70分鐘，或者選

擇高強度間歇訓練。如果之前高強度間歇訓練的部分越來越輕鬆了，你可以縮短休息時間，改成做30秒休息45秒，或者做30秒休息30秒。做的時候接近九分喘，休息時回到五分或六分喘，如此重複循環8～10次。

星期一	星期二	星期三	星期四	星期五	星期六	星期日
動態伸展操	動態伸展操	動態伸展操	動態伸展操	動態伸展操	動態伸展操	休息
呼吸與核心穩定訓練	有氧運動60分鐘或高強度間歇 (移動系列)	呼吸與核心穩定訓練	有氧運動60分鐘或高強度間歇 (移動系列)	呼吸與核心穩定訓練	有氧運動60分鐘或高強度間歇 (移動系列)	
推系列	靜態伸展	推系列	靜態伸展	推系列	靜態伸展	
蹲系列		蹲系列		蹲系列		
拉系列		拉系列		拉系列		
髖系列		髖系列		髖系列		
靜態伸展		靜態伸展		靜態伸展		

每個人的身體都像一個小宇宙，你永遠不知道自己的宇宙邊界在哪裡。許多真實的例子告訴我們，不論是正在創造世界紀錄的頂尖運動員，或是身體衰弱站不起來的老奶奶，只要相信自己有無限可能，按照自己的步調前進，仍然可以做到超出自己想像的事。

　　這並不是什麼奇蹟，靠的只有持續不斷的累積。

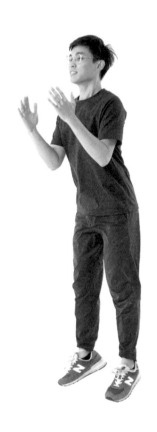

無齡健身

抗老逆齡、緩解疼痛，
物理治療師帶練全身肌力，
自由駕馭你的身體

作者————陳宗霖

主編————林孜勲
美術設計————王瓊瑤
行銷企劃————鍾曼靈
出版一部總編輯暨總監————王明雪

發行人————王榮文
出版發行————遠流出版事業股份有限公司
地址————104005 臺北市中山北路一段 11 號 13 樓
電話————（02）2571-0297
傳真————（02）2571-0197
郵撥————0189456-1
著作權顧問————蕭雄淋律師
2024 年 6 月 1 日 初版一刷

定價————新臺幣 480 元
　　　　　（缺頁或破損的書，請寄回更換）
有著作權‧侵害必究 Printed in Taiwan
ISBN ————978-626-361-708-7

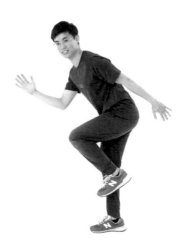

YL遠流博識網
http://www.ylib.com
E-mail: ylib@ylib.com
遠流粉絲團
https://www.facebook.com/ylibfans

國家圖書館出版品預行編目 (CIP) 資料

無齡健身：抗老逆齡、緩解疼痛，物理治療師帶練
全身肌力，自由駕馭你的身體 / 陳宗霖著 . -- 初版 --
臺北市：遠流出版事業股份有限公司 , 2024.06
　　面；　公分
ISBN 978-626-361-708-7(平裝)

1.CST: 體能訓練　2.CST: 運動健康

411.71　　　　　　　　　　　　　　113006366